LUNGENENTZÜNDUNG,

TUBERKULOSE UND SCHWINDSUCHT.

ZWÖLF BRIEFE AN EINEN FREUND

VON

DR. LUDWIG BUHL,

O. Ö. PROFESSOR DER PATHOL. ANATOMIE U. ALLGEM. PATHOLOGIE AN D. UNIVERSITÄT MÜNCHEN, A. O. MITGLIEDE DER K. B. AKAD. D. WISSENSCHAFTEN ETC.

ZWEITE VERBESSERTE AUFLAGE.

MÜNCHEN 1873.

RUDOLPH OLDENBOURG.

Vorwort und Widmung.

Das 400jährige Stiftungsfest unserer Universität, die Errichtnng eines pathologischen Institutes und das 25jährige Bestehen meiner Lehrthätigkeit an ihr treffen fast zusammen. Ich habe desshalb den vorliegenden Blättern die mehrfache Bestimmung aufgebürdet, der Universität, die ihre Neugeburt für mich in doppelter Art feiert, da ja mein langgehegter Wunsch in Erfüllung gehen soll, ein schwaches Dokument einiger Studien zu hinterlassen, und meinen ärztlichen Freunden und Schülern eine Erinnerung an die pathologisch-anatomischen Demonstrationen zu widmen.

Mit Vorliebe behandelte ich in den letzteren stets die Lungenkrankheiten und habe ich desshalb geglaubt, gerade diese zu dem genannten Zwecke wählen zu sollen.

Die Briefe wurden schon angelegt mitten in der Aufregung des grossen Krieges, mit welcher ich seine bekränzten Sieges- und Todtenzüge begleitete. Leider ward ich an ihrer Ausarbeitung gar zu oft gehindert und sind sie desshalb wider meinen Willen sehr verspätet vollendet worden. Ursprünglich wirklich nur einem Freunde bestimmt, soll ich sie nun weiteren Kreisen zugängig machen; so mag man mir auch verzeihen, wenn so Manches in der Darstellung nicht in der Weise gelungen ist, wie ich's wünschte. Noch viel weniger wird man von der eigenthümlichen Form verlangen, dass sie die Ausführlichkeit eines Handbuches oder einer Monographie an sich trage.

Möchte die Gabe mit den gleichen freundlichen Gesinnungen aufgenommen werden, welchen ich bisher begegnet bin und möchte sie als der Ausdruck eines dafür dankbaren Gemüthes betrachtet werden.

München, im Juli 1872.

D. V.

Vorwort zur zweiten Auflage.

Die Briefe, welche ich nicht ohne Angst in die Welt sandte, sind gegen meine Erwartung günstig aufgenommen worden. Es mag diess wohl dem wichtigen Gegenstande, den sie behandeln, zu danken sein; denn das, was ich darüber gebracht habe, bedarf noch viel der Verbesserung und Förderung und bedarf insbesondere auch anderweitiger Bestätigung. Wie jeder Neubau erst mit der Zeit beweisen kann, ob er den stürmischen Angriffen eines gigantischen Klimas gewachsen ist, so werden noch Jahre vergehen, bis man zugeben wird, dass Material und Architektonik meiner Anschauungen solide genug sind, um in der Wissenschaft Bestand zu haben. Mehrere Fachgenossen haben mich indess jetzt schon durch so gütig urtheilende Zuschriften überrascht, dass ich mit mehr Ruhe dem Kommenden entgegensehen kann. Ganz besonders freut es mich, dass Rindfleisch (Vortrag in der Sitzung vom 18. November 1872 in der niederrhein. Gesellsch. für Natur- und Heilkunde in Bonn) nicht nur meiner Auffassung der Desquamativ-Pneumonie beitrat, sondern auch die meisten meiner wichtigsten Schlussfolgerungen annahm.

Ich könnte wohl selbst auf die Schwächen meiner Arbeit aufmerksam machen, wenn ich hoffen dürfte, dass sich Forscher fänden, mir beizuhelfen und dunkle Punkte aufzuklären. Vor Allem würde ich dazu einladen, sich noch weiterhin mit der Histogenese des Tuberkels zu beschäftigen, die wohl zu den schwierigsten Aufgaben gehört. Auch die Frage über das Wesen der Infektionsstoffe ist gegenwärtig in eine neue Phase getreten welche nicht ohne Einfluss bleiben kann auf die tuberkulöse Infektion. Was die Desquamation der Alveolarepithelien anlangt, die ja in der Leiche beinahe immer in einem gewissen Grade zu sehen ist, so werden die Untersucher nach und nach dahin kommen zu unterscheiden, was ich unter genuiner Desquamativ-Pneumonie verstehe, was irgend einer anderen Entzündung zukömmt und was als gleichgiltige Desquamation zu betrachten ist.

Das Wenige, was seit dem Erscheinen meiner Arbeit da und dort zu erwähnen wäre, habe ich theils in die Briefe selbst eingefügt, theils zu Anmerkungen verwendet.

München, im Mai 1873.

D. Verf.

Inhalt.

Erster Brief.

Lieber Freund!

Du gehst mir stark zu Leibe und zwingst mich wirklich an den Schreibtisch zu flüchten. Du behauptest, ich hätte so reiche Erfahrungen über die pathologische Anatomie der Lungenkrankheiten gesammelt, dass ich die Pflicht, sie zu veröffentlichen, nicht nur der Wissenschaft, sondern auch meinen ärztlichen Freunden und Schülern gegenüber erfüllen müsste.

Wenn ich Dir nun nachgebe, so geschieht es mit dem Bekenntnisse, dass Du meine Erfahrungen weit überschätzest, dass sie nur ein kleinstes Stückwerk dessen ausmachen, was ich erringen wollte und habe ich auch das Gefühl, dass Du mehr die eigenthümliche Auffassung meinst, welche ich in der oder jener Lungenkrankheit gewonnen habe. Als Gegenleistung musst Du mir versprechen, den eingestreuten klinischen Bemerkungen weitere Stützen zu geben und da, wo Du meine Auffassung unmöglich theilen kannst, eine andere Deutung des Thatsächlichen zu versuchen.

In Bezug auf Lungenschwindsucht und Tuberkulose hast Du Recht; es könnte kaum Jemand sich um die Menschheit verdienter machen, als Derjenige, welcher das Wesen und die Ursachen der genannten Leiden unserer Einsicht so nahe rückte, dass allmälig auch ein erfolgreiches, von allen Seiten fassendes Einschreiten gegen dieselben möglich würde. Allein Jahrtausende des angewandten Fleisses sind bereits verflossen, Tausende der schöpferischsten Talente zu Grabe gegangen und mir bedünkt, dass unser angestrebtes Wissen immer noch in den Anfängen stehe; jede wichtige und neugefundene Thatsache kann das voraus aufgerichtete theoretische Gebäude über den Haufen werfen und wir müssen wieder von vorne beginnen, und wenn man glaubt, eine bedeutende Berghöhe erklommen zu haben, von welcher aus die dahinterliegenden mit Einem Sprunge zu erreichen wären, so thürmen sich neue unüberwindliche Giganten vor unseren Blicken auf. Glauben wir z. B. der Ursache der Tuberkulose näher gerückt, so tritt doch gerade die erworbene Kenntniss in den Hintergrund gegenüber der Aetiologie der Schwindsucht, die uns oft wie eine wahre Terra incognita anstarrt. Der Glückliche dürfte noch lange nicht geboren werden, der auf der letztmöglichen Errungenschaft auch die endgiltige Theorie schaffen könnte. Tagt es doch erst seit Kurzem über der Tuberkulose. Obwohl die Lungenschwindsucht schon so alt sein dürfte, als die Civilisation des Menschengeschlechtes und sicher nicht lange dem Scharfsinn aufmerksamer Beobachter ob ihrer schlimmen Erscheinungen entgangen sein mag, so war es doch erst ein Werk der Neuzeit, ein Werk der pathologischen Anatomie, dass man die Tuberkel kennen lernte und auf den Zusammenhang von Schwindsucht und Tuberkulose hinwies (Laënnec). Da die Zahl der an Lungenschwindsucht zu Grunde Gehenden namentlich in den grösseren Städten eine sehr grosse ist, so kann man sich denken, welche Menge von Leichen schon geöffnet wurden, um obige Wahrheit — ich meine den Zusammenhang von Schwindsucht und Tuberkulose — zu erkaufen und sicher zu stellen. Allein einmal diese Grundlage in ihren gröbsten Zügen erkannt, wurde der anatomische Befund ein so gewöhnlicher, dass man sich eines eingehenderen Studiums alsbald enthoben glaubte, ja man hielt es schliesslich sogar für werthlos, an Tuberkulose Verstorbene immer wieder und wieder zu seciren.

Gegenüber diesem Glauben, dass man mit der pathologischen Anatomie der Tuberkulose und Schwindsucht längst fertig sei, der so allgemein wurde, dass man sich beinahe gedrungen fühlen musste, Abbitte zu leisten, wenn man die alte Geschichte wieder aufwärmte, habe ich mich seit meiner Lehrthätigkeit auf anderen Boden gestellt und musste ich behaupten, dass in keinem Gebiete der Pathologie so viele unklare Ansichten herrschen, als gerade in dem der Schwindsucht und Tuberkulose und gehören sicherlich auch die Untersuchungen darüber nicht zu den leichtesten. Glücklicherweise ist aber gegenwärtig die Schwindsucht und Tuberkulose wieder eine der wissenschaftlichen Tagesfragen geworden.

Habe ich mich auch nach Kräften bemüht, der Wahrheit näher zu rücken, so finde ich trotzdem, dass die Darstellung des Erkannten nicht minder grosse Schwierigkeiten darbietet und will ich mir behufs der in diesen Blättern gesteckten Aufgabe dadurch helfen, dass ich mit Dir vorerst die bekannteren entzündlichen Lungenkrankheiten, deren Kenntniss ohnedem vorausgehen muss, um für Schwindsucht und Tuberkulose die nöthige Grundlage und richtigen Gesichtspunkte zu gewinnen, durchgehe; dann erst würde ich mein eigentliches Thema, die desquamative oder parenchymatöse Entzündung besprechen, aus welcher sich das Studium der letzteren wirklich zu einem leichten gestalten dürfte.

Du musst mir ausserdem einige Vorbemerkungen erlauben, welche den Zweck haben, auf gewisse anatomische Verhältnisse aufmerksam zu machen.

Wenn Du die entzündlichen Zustände des Respirationsorganes sichtest, so wird Dir nicht entgehen, dass es Formen gibt, welche in der inneren, epithelialen Oberfläche der Bronchien und Lungenbläschen, also mehr superficiell, die charakteristischen Merkmale ihres Ablaufes zeigen, während andere diese Merkmale mehr in den Bronchialwänden und dem anstossenden eigentlichen Parenchyme der Lungen kund geben. Da es sich dabei nur um ein Mehr oder Weniger handelt, so wirst Du in der Aufstellung der zwei Gruppen: superficieller und parenchymatöser Entzündungen keine absolute Trennung finden und etwa annehmen wollen, dass eine superficielle Entzündung mit dem Lungenparenchyme und eine parenchymatöse mit der Oberfläche des Luftröhrensystemes und der Alveolen gar nichts zu thun habe. Im Gegentheile, es giebt keine superficielle, nur im Epithel ablaufende Entzündung ohne Theilnahme des Parenchymes, keine parenchymatöse ohne Theilnahme der Epithelien; nur ist, wie sich zeigen wird, die blosse Theilnahme das Untergeordnete.

Bezüglich der inneren Oberfläche der Alveolen muss ich bemerken, dass ich stets zu den Histologen gehörte, welche die Existenz eines Epithels und zwar nicht blos im fötalen Zustande, sondern auch nach der Geburt bis ins späte Alter mit aller Bestimmtheit annahmen. Meine Meinung trifft so ziemlich mit der F. E. Schulze's (Stricker'sches Handbuch der Gewebelehre) zusammen, dessen Darstellung überhaupt die meisten zweifelhaften Fragen über den feineren Bau des Lungengewebes an der Hand trefflicher Beobachtung zur vollen Befriedigung löst.

Nur in der Deutung des Alveolarepithels muss ich mir eine Bemerkung erlauben. Ich halte dafür, dass es weniger die Bedeutung eines fortgesetzten Bronchialepithels, als vielmehr eines an der Innenfläche der Alveolarwand sich ausbreitenden Lymphgefässendothels habe.

Vorerst spricht schon die von dem Bronchialepithele so ganz abweichende Form und Grösse desselben dafür, während umgekehrt die endothelähnliche Form, wie schon Ranvier betonte, kaum zu verkennen ist, dann aber auch das ausserdem räthselhafte, von vielen Histologen behauptete Unterbrochensein, welches nur in dem Endothele einer Serosa ein Analogon findet. Das Bronchialepithel ginge sonach in Alveolarendothel über, wie das Tubarepithel in das Endothel des Peritonaeum. Einen entscheidenden Beweis dafür dürften auch die Experimente von J. Sikorsky (Centralblatt 1870, No. 52) liefern, aus welchen hervorgeht, dass sich in der Alveolarwand ein aus Kanälen und sternförmigen Verbindungsknoten bestehendes Lymphgefässnetz befindet, dessen Knoten mittelst feiner Oeffnungen mit dem Lumen der Lungenalveolen communiciren. So kann man also die Alveolarhöhlen als weite und zwar luftgefüllte Lymphräume ansehen, in welchen ein auskleidendes Endothel auftritt, während ein solches in dem Lymphnetze der Alveolarwand fehlt. Für den respiratorischen Gasaustausch kann dieses Verhältniss nicht ohne Bedeutung sein, indem der eingeathmeten Luft in der Wand der Lungenbläschen kein absoluter Widerstand entgegengestellt wird, welcher nur eine Gasdiffusion durch die Capillargefässe ins Blut zuliesse, sondern ein direktes Eindringen in die offenen alveolaren Lymphnetze gestattet wird.[1])

Die Lymphgase, deren Ursprung bisher, ob aus dem Blute oder den Geweben, unermittelt ist, und welche nach Hammersten (Ber. d. sächs. Ges. d. Wiss. 1871. Oct. 617—634. „Ueber die Gase der Hundelymphe") den bedeutenden Gehalt von 20—40% CO_2 ausweisen, dürften zu einem grossen Theile aus direkter Aufnahme aspirirter atmosphärischer Luft und rascher Umwandlung zu CO_2 abzuleiten sein.

Endlich fiel mir längst schon — und Du wirst in den späteren Briefen es ebenfalls wahrnehmen — die merkwürdige Analogie des Alveolarepithels mit den Lymphgefässendothelien bei pathologischen Vorgängen, namentlich produktiver Natur auf.

Diese Gründe bestimmen mich zu einer anderen als der gewöhnlichen Auffassung der Alveolen und ihres Epithels.[2])

[1]) Wenn man auch die in die Lymphe aufgenommene, weil sogleich an sie gebundene Luft so wenig als die im Blute sieht, so wäre doch das interlobuläre Emphysem sehr trockener Lungen (z. B. bei Cholera) nichts anderes, als die in grosser Menge, in sichtbaren Bläschen in die Lymphgefässe eingedrungene atmosphärische Luft.

[2]) Friedländer erklärt sich in seinen jüngst erschienenen, schönen Untersuchungen über Lungenentzündung gegen diese meine Auffassung. Seine

Wenn ich nun von superficiellen Entzündungen spreche, so wirst Du solche Formen darunter verstehen müssen, deren Produkte vorzugsweise in den Epithelien erzeugt sind oder doch über ihre Oberfläche abfliessen, demgemäss in die Lichtungen der Alveolen und Bronchien zu liegen kommen, während die Produkte der parenchymatösen Entzündungen interstitiell und peribronchial zu finden sind.

Der Gefässapparat des Respirationsorgans ist ebenfalls ein besonderer. Wie in der Leber von zwei Seiten ein Gefässbaum eintritt, ein arterieller und ein — der Blutbeschaffenheit nach — venöser, um in Einem gemeinschaftlichen capillaren Netze zusammenzutreffen, so auch in den Lungen. Ich sage diess nicht, um einen Vergleich anzustellen, denn die Unterschiede sind zu bedeutend und in die Augen springend; sondern ich erwähne es desshalb, um recht hervorzuheben, dass nicht nur die Lungenarterien, sondern auch die Bronchialarterien, welche gewöhnlich ausser Acht gelassen werden, Theil haben an der Lungencapillarität und somit auch an den Störungen der

---

zuerst vorgebrachten Gegengründe, dass ein unterhalb der Alveolarwand bestehendes lymphatisches Netzwerk, welches mit dem Lumen der Alveolen communicire, noch keineswegs die lymphatische Natur der Alveolarepithelien involvire; ferner dass weder für das Alveolarepithel, noch für die Lymphendothelien ein analoges Verhalten bei pathologischen Neubildungsprocessen festgestellt sei; endlich dass er das Unterbrochensein des Alveolarepithels nicht zugeben könne — darf ich füglich übergehen, da sie nur negativer Natur sind. Wichtiger ist der Einwurf, dass die entwicklungsgeschichtlichen Momente zwingend für eine einfache Fortsetzung des Bronchialepithels sprächen und es nicht dem leisesten Zweifel unterworfen sei, dass beim Fötus die innere Auskleidung der Alveolenwand aus ächten Epithelzellen, ganz wie die der Bronchien bestehe. Diess ist wirklich der Angelpunkt der ganzen Frage. Dem gegenüber möchte ich aber aus meinen bisherigen Untersuchungen behaupten, dass die innere Auskleidung der Alveolenwand eben nicht aus ächten Epithelzellen bestehe und dass wie das anatomische Verhalten ebenso die Entwicklungsgeschichte dafür spräche, dass die epitheliale Bildung am feinsten Bronchialende, resp. am Beginne der Alveolargänge, aufhöre. (S. auch die Anm. p. 68.) Ob Debove (Compt. rend. LXXV. No. 26. 1872) Recht hat, wenn er unter dem Bronchialepithel eine Endothelschichte annimmt, die sich allein in die Alveolen fortsetze, muss durch anderweitige Untersuchungen erst bestättigt werden.

Ernährung des Gewebes. Gleichwohl steht fest, dass die Bronchialarterien mehr interstitiell, interlobulär verlaufen, um sich schliesslich in die Pleura zu verzweigen, während die Lungenarterien, mit einem weit grösseren Querschnitte versehen, der Hauptmasse nach die Alveolarcapillaren bilden. Aus diesem Verhalten ergibt sich, dass die peribronchialen Entzündungen und die parenchymatösen Lungenentzündungen hauptsächlich dem Gebiete der Bronchialarterien, dagegen die superficiellen der Lungen (nicht der Bronchien) dem Bereiche der Lungenarterien zufallen; es erklärt sich ferner einerseits die Theilnahme der Pleura und Bronchien bei ursprünglichen Erkrankungen des Lungenparenchyms, sowie die Möglichkeit der Fortsetzung einer Erkrankuug der Bronchialäste und der Pleura auf das Lungenparenchym — andererseits aber auch die thatsächliche Regelmässigkeit in der Erscheinungsweise der einen und anderen der genannten Erkrankungen. Nämlich primäre Erkrankungen des Lungenparenchymes sind wie die Capillarität desselben diffuser, continuirlicher Ausbreitung, d. h. lobär, dagegen werden primäre Erkrankungen der Bronchien fast immer gewisse Zweige frei lassen und wenn sich das Leiden auf das Lungenparenchym ausbreitet, so wird es zunächst immer lobulär auftreten oder auch so verbleiben, d. h. die erkrankten Läppchen haben relativ gesunde oder weniger kranke neben und um sich.

Meine Begriffsbestimmung des Lobären und Lobulären fasst daher nicht, wie es gewöhnlich geschieht, den Umfang einer Erkrankung in der Lunge, sondern vielmehr die Entstehungs- und Ausbreitungsweise, den Sitz in sich.

Wie der doppelte Gefässapparat die doppelte Erscheinungsweise regiert, sieht man auch bei Thrombosen und Embolien. Die gewöhnlichen Thrombosen ereignen sich in der von der Lungenarterie aus gespeisten, in der Regel stark erweiterten Capillarität und erzeugen somit lobäre Herde (Laënnec'sche Infarkte); die sogenannten pyämischen Keile, auf Embolien in den feineren Lungenarterien beruhend, sind, wenn auch noch so klein, nicht minder nach Sitz und Ausbreitung entschieden lobäre Herde. Hat man grosse Laënnec'sche Infarkte oder embolische Herde vor sich, so wird Niemand darüber in Zweifel gerathen. Im Gegensatze dazu gibt es, wenn auch selten, mit Atheromatose der Mündungen der Bronchialarterien in der Aorta thoracica verbundene, auf anämischer Nekrose beruhende Erkrankungen der Lungen (bisher für Tuberkulose ausgegeben), welche den unzweifelhaftesten lobulären Charakter nach Sitz, Entstehung und Ausbreitung an sich tragen.

Eben so unrichtig, als die Grösse, ist es auch, die Zahl der Erkrankungsherde für ein Merkmal zwischen lobär und lobulär anzuführen. Denn wie es einzelne lobuläre Herde gibt, gibt es auch vielfältige lobäre, wenn auch gewöhnlich das Umgekehrte statthat.

Gewissermaassen unbestimmt zwischen beiden, den lobären und lobulären Formen, stehen die Erkrankungen, welche von den Lymphgefässen ausgehen. Da diese nach ihrem feinsten Ursprunge in den Alveolenwänden dem Verlaufe der Bronchialarterien folgen, also interlobulär, interstitiell und peribronchial verlaufen, um sich schliesslich einestheils im subserösen Pleuraüberzuge, anderntheils im Lungenhilus zu sammeln, so ist das Eine Mal ihre Affektion mehr continuirlich und diffus, ein anderes Mal auf kleine Stellen, auf Punkte beschränkt, ein drittes Mal kommen beide Verhältnisse neben einander vor und kann man deshalb in Zweifel gerathen, ob man sie lobär oder lobulär heissen sollte. In der That gibt es einerseits in dieses Gebiet einschlägige Krankheiten, welche diffus über beide oder doch nur Eine ganze Lunge oder Lappen oder Läppchen verbreitet sind.

Einen letzten Unterschied wirst Du — und nicht nur am Krankenbette, sondern auch anatomisch finden, wenn Du die entzündlichen Zustände vom Gesichtspunkte des zeitlichen Auftretens und Bestehens betrachtest.

Eine akute Erkrankung wird sich anders, als eine chronische charakterisiren. Es werden die superficiellen und parenchymatösen, die lobären und lobulären Entzündungen sich anders darstellen, wenn die ihnen zukommenden Veränderungen im Lungengewebe plötzlich oder rasch entstanden sind und zur Zeit der Untersuchung noch kurz bestanden haben, als wenn sie langsam und eine geraume Zeitdauer hindurch bis zu dem Tage des Todes, resp. der Untersuchung sich fortentwickeln konnten. Letztere werden sich von den ersteren insbesondere durch ausgedehnte und bedeutendere Degenerationen, wenn oder so weit sie superficiell, und durch Bindegewebszunahme, Narbenbildung etc., wenn oder so weit sie parenchymatös, interstitiell, peribronchial waren, auszeichnen.

Ich halte die drei erwähnten Punkte für wichtig genug, um sie als Basis bei der Betrachtung der entzündlichen Zustände der Lungen zu verwenden.

Für alle Fälle aber, bei welchen Secrete in den Luftwegen liegen bleiben oder Gewebe zerstört werden, darf nicht vergessen werden, dass die dem Respirationsorgane eigenthümliche Berührung mit der Atmosphäre unmittelbar oder mittelbar zersetzend auf die genannten Substanzen einwirkt und damit auch auf den ganzen Körper influirt. Gewöhnlich sind es Schizomyceten oder Pilze, welche von dem Fäulnissherd aus in die Blut- und Lymphgefässe eindringen können.

Zweiter Brief.

Beginnen wir die Reihe der entzündlichen Krankheiten mit der akuten catarrhalischen Pneumonie der Autoren, welche, so bekannt und vielgebraucht ihr Name am Krankenbett auch sein mag, selbst trotz der trefflichen Beobachtungen von Bartels u. A. dennoch anatomisch zu wenig gekannt ist, so dass mehrfache Irrthümer über sie bestehen, welche zu berichtigen ich mich bemühen will.

Rokitansky erwähnt sie mit folgenden Worten (III. Bd. p. 15): „Nicht selten sind die feinen Bronchien und die Bronchialenden der Sitz einer ganz besonders intensiven Entzündung, die sich sofort auf die Lungentextur ausbreitet; diese erscheint an gewöhnlich zahlreichen lobulären Stellen dunkelroth, geschwellt, hepatisirt oder mit Eiter gefüllt.“

Ich füge hinzu, dass sie eine akute Krankheit ist, besonders die Unterlappen der Lungen und zwar nach rückwärts und gegen deren Ränder zu befällt und erst bei längerer Dauer sich nach vorn und oben ausbreitet. Die gegebene Definition enthält, so kurz sie auch ist, doch Alles, was die sogenannte catarrhalische Pneumonie von anderen Lungenentzündungen abgrenzt und zwar darf man sie so scharf nehmen, dass ein Vorgang, welcher die angeführten Merkmale nicht oder noch andere Merkmale zeigt, den Namen catarrhalischer Pneumonie nicht verdient, dann aber auch die der catarrhalischen Pneumonie in unserer Zeit zugeschriebene Bedeutung verliert.

Will man nun von catarrhalischer Pneumonie sprechen, so ist es eben nöthig, nachzuweisen, dass der Catarrh nicht nur in den feinen Bronchien und Bronchialenden, sondern im Lungengewebe selbst sich niedergelassen habe. Akuter Catarrh ist ein superficieller, nur mit ödematöser Schwellung und Röthung einer Schleimhaut, in deren Epithelien vorzugsweise ablaufender Entzündungsprocess, welcher nicht nur eine Vermehrung des Sekretes, sondern in demselben auch die Aenderung hervorruft, dass dem Schleime anfangs ein überwiegender Antheil Serum, manchmal selbst Blutliquor mit Blutkörperchen, jedoch dies nur vorübergehend, später dagegen unter Abnahme des exsudirenden Wassers — und dies mit Abnahme des Schleimhautödems zusammentreffend — eine Uebermenge von Schleim- oder Eiterkörpern beigegeben ist.

Da es nun in der Lunge keine Schleimhaut gibt, so wäre eigentlich eine catarrhalische Pneumonie schon von vornherein fraglich. Oppolzer (s. dessen Vorlesungen über spec. Pathol. und Therapie, herausgegeben von Ritter v. Stoffella, I, p. 607) und vor ihm schon Niemeyer fühlten gleichfalls, dass die Bezeichnung aus dem angeführten Grunde nicht passend gewählt sei. Und in der That, obwohl die Alveolenwand am Ende nichts anderes ist, als die fortgesetzte innere Faserschichte (Schleimhaut) der Bronchien, so ist dieselbe doch so stark reducirt, dass sie einer Schleimhaut in nichts mehr gleicht und hat das sie innen überkleidende Epithel so bedeutende Formveränderungen erfahren, ist pflasterförmig, einfach geschichtet, so dass es mit dem der Bronchialscheimhaut, welches Flimmerzellen trägt und mehrgeschichtet ist, nicht mehr identificirt werden darf. Auch wirst Du Dich aus meinem ersten Briefe erinnern, dass ich das Alveolarepithel als Lymphgefässendothel auffasse.

So lässt sich denn auch der Process, der auf der Schleimhaut der mittleren und feineren Bronchien als Catarrh erscheint, diese mit Schleim und Eiter ausstopft und an welchem das Alveolarparenchym der Lunge etwa Theil hat, nur höchst modificirt übertragen denken; er hört nicht nur auf, ein Catarrh im gewöhnlichen Sinne, sondern sogar, wie wir sehen werden, eine primäre Entzündung zu sein.

Untersucht man nämlich eine betreffende Lunge näher, so gewahrt man eine Ungleichheit der Textur. Hier sind Stellen, welche durch übermässigen Blutgehalt, auf dem Pleuraüberzuge sogar durch Ecchymosen bezeichnet und somit von dunkelrother Farbe sind und geschwellt hervortreten und von deren Schnittfläche nicht nur mehr Blut, sondern auch ein mit Luftbläschen gemischtes Serum reichlich abfliesst (akutes Lungenödem); dort und zwar namentlich an den Lungenrändern und gegen die Lungenwurzel zu, sieht man die Alveolen collabirt, retrahirt, fast oder gänzlich luftleer, blauroth gefärbt (Atelektase). Wieder an anderen Läppchen erkennt man gerade im Gegentheile die Lungenbläschen von Luft stärker ausgedehnt, blass und nur ihren Umkreis blutreicher, wie von einem Kranze injicirter Gefässe eingeschlossen (lokales Emphysem). Endlich trifft man Läppchen und zwar besonders bei längerer Dauer des Leidens und sie sind es, welche vorzugsweise als entzündete beansprucht werden, von glatter, nicht granulöser Schnittfläche, derberer Consistenz, dadurch über das Schnittniveau vorspringend und von gesprenkelt eitergelber Farbe. Diese verdanken wirklich ihr Ansehen der Ausfüllung der Alveolen, nicht mit fibrinösem, sondern mit dickschleimigem, eiterkörperreichem Secrete. Die nächste Umgebung auch dieser Heerde ist durch grösseren Blutgehalt ausgezeichnet. Das Mikroskop erkennt in ihnen ausser der Anhäufung von Schleim und Eiterkörpern wohl auch Epithelien in Fettdegeneration, doch in untergeordneter Menge. Dasselbe findet sich auch diffus vertheilt in den ödematösen Stellen als Merkmal der peripheren Ausläufer des bronchialen Entzündungsgebietes.

Im Gegensatze dazu gewährt das emphysematöse und das künstlich aufgeblasene atelektatische Gewebe kaum eine abnorme histologische Beschaffenheit.

Die Veränderungen, welche ich hier beschrieben habe und welche bald nicht nur unter einander, sondern auch mit vollkommen normalem Lungengewebe abwechseln, also lobulär auftreten, bald, ohne gesundes Parenchym zwischen sich zu lassen, über ganze Lappen oder grössere Theile derselben ausgebreitet sind und in diesem Falle das Lobuläre in der wellenförmigen Schnittfläche zu erkennen geben, sind deutlich unterscheidbar nur in Fällen kürzerer Dauer; bei längerer treten jedoch in der Regel Oedem und Emphysem zurück und machen mehr den Atelektasen und Eiteranschoppungen Platz, so dass schliesslich ein ganzer Lappen blau- oder braunroth infiltrirt erscheint. Den letzteren Charakter zeigen besonders die catarrhalischen Pneumonien, bei welchen das Moment der Hypostase mitwirkt, z. B. bei Typhus.[1])

Unter den Veränderungen dürfte wirklich nur die Füllung der Läppchen mit Schleim und Eiter Anspruch darauf machen,

---

[1]) Die von Friedländer (l. c.) erörterten Verhältnisse nach Durchschneidung der Nervi vagi geben das bekannte Bild der sogenannten hypostatischen Pneumonie, wie man sie bei allen mit bedeutender Herzschwäche einhergehenden Krankheiten beobachten kann. Die Ursachen zur Hypostase können für sich allein den Austritt gefärbter und farbloser Blutkörper (Eiterkörper) aus den Gefässen und damit eine Infiltration des Lungenparenchyms veranlassen, oder sie können sich zu schon bestehenden Lungenentzündungen jeder Art (am häufigsten zu catharrhalischer und consekutiver Desquamativ-Pneumonie) hinzugesellen (gemischte Hyperämie Henle's). Die hypostatischen Verhältnisse in der Lunge desswegen, weil Epithel desquamirt, mit Desquamativ-Pneumonie zusammenzustellen, wäre gewiss nicht gerechtfertigt und hat Friedländer selbst (p. 30 seiner cit. Abhandlung) den Unterschied hervorgehoben. Dagegen hat er (p. 28) die catarrhalische Pneumonie offenbar unrichtiger Weise mit der hypostatischen Pneumonie identificirt. Denn nicht zu reden von der Verschiedenheit der Ursachen und der Möglichkeit der Mischung beider Erkrankungen miteinander — wird doch das Gemeinsame (die Eiterkörper im Lungenparenchyme) weit überwogen von den Differenzen, nämlich dass bei der catarrhalischen Pneumonie nicht bloss und vorzugsweise, wie bei der hypostatischen, die hinteren unteren Lungenparthien, sondern auch die vorderen oberen ergriffen werden; dass gegenüber dem hie und da bei der hypostatischen Pneumonie beigemengten Faserstoffe vielmehr das schleimige Bronchialsecret ein wesentlicher Bestandtheil der catarrhalischen sei, dass die catarrhalische Pneumonie eine lobuläre, die hypostatische aber eine diffuse Erkrankung sei, dass die catarrhalische eigentlich niemals mit Pleuritis verbunden vorkomme, während diese bei hypostatischer Pneumonie selten ausgeschlossen ist.

dem catarrhalischen Process anzugehören. Das Lungenödem bezeichnet einfach ein collaterales Phänomen der Capillarbronchitis, und Atelektase und Emphysem haben mit Entzündung nichts zu thun. Die blaurothe Farbe der atelektatischen Läppchen bedeutet nur die Blutfülle der Capillaren, wie sie mit dem Aufhören des intraalveolären Luftdruckes eintreten muss, sowie im Gegentheile die Blässe der emphysematischen Stellen den in ihnen verstärkten Luftdruck anzeigt.

Aber auch die eitergefüllten Stellen dürfen nicht so aufs Geradewohl für den Ausdruck einer Lobularpneumonie angesehen werden, es müssten zu diesem Ende die Lobuli ihren Inhalt (Schleim und Eiter) selbst erzeugt haben. Die Anwesenheit der Eiterkörper bietet nun der Erklärung keine Schwierigkeit dar, denn es ist kein Zweifel, dass unter den veränderten Verhältnissen, wie sie die Entzündung setzt, Eiterkörper d. h. farblose Blutkörper aus den Alveolarcapillaren direkt durchtreten können. Anders verhält es sich mit dem Schleime, in welchem sie eingebettet sind: denn ob die Alveolarepithelien, welchen die physiologische Aufgabe zufällt, Gase durchzulassen, den atmosphärischen Sauerstoff aufzunehmen und dafür Kohlensäure und Wasserdunst abzuscheiden, auch Schleim zu produciren vermögen, darüber fehlen uns wohl Anhaltspunkte, wenn wir ihnen diese Fähigkeit auch nicht geradezu absprechen können. So bleibt es denn zweifelhaft, dass der schleimig-eitrige Inhalt der Lobuli in ihnen selbst gebildet sei.

Und in der That, es ist dagegen sicher und namentlich durch das gleichzeitige Nebeneinanderbestehen von einfach ödematösen, wie von atelektatischen und emphysematösen Läppchen erwiesen, dass der grösste Theil des in den Alveolen liegenden catarrhalischen Produktes, wenn nicht Alles, von den Bronchien stammt, durch Aspirationsbewegungen dahin verschleppt wurde, von wo es sodann wegen gleichzeitiger Verstopfung der zugehörigen Bronchialzweigchen nicht mehr entfernt wurde. Ist die Eiteranschoppung in den Lobulis des Alveolarparenchyms somit wahrscheinlich kein direktes von ihm ausgehendes Entzündungs-

Produkt, so soll doch damit nicht behauptet werden, dass nachträglich bei längerem Bestehen das Lungengewebe nicht in entzündliche Reizung versetzt werden kann.

Aus dem eben Geschilderten ergibt sich, dass das, was man catarrhalische Pneumonie nennt, keine Pneumonie ist, sondern nur eine Capillarbronchitis, eine Bronchiolitis, an welcher die Lunge durch collaterales Oedem, Atelektase, lokales Emphysem und Anschoppung in Folge des nach einzelnen Alveolar-Läppchen aus den Bronchien verschobenen Secretes theilnimmt.

Es lässt sich gleichwohl leicht entziffern, dass die Krankheit in ihren bedeutenderen Graden und Ausbreitungen unter den Symptomen der Athemnoth und Cyanose tödten kann.

Reichen indess die Körperkräfte aus, ist die Ausbreitung beschränkter, die Theilnahme der Lungen gering, so wird sie fast immer in rasche vollständige Genesung übergehen.

Dieses günstige Resultat hat seinen Grund darin, dass eben das Parenchym der Lunge, abgesehen von den erwähnten Verhältnissen, eigentlich intakt bleibt. Die Heilung geschieht auf dem Wege der Expektoration der verstopfenden Massen aus den Bronchien, auf dem der Fettdegeneration und sofortigen Resorption der etwa in die Alveolen gerathenen Eiterkörper, unter erneuter lebhafterer Circulation in den Capillaren, Resorption des serösen Infiltrates im Lungenparenchyme und in der Bronchialschleimhaut, unter Aufhebung der Atelektasen durch freies Ein- und Ausströmen der Luft, durch Zurücktreten der Lokalemphyseme und durch regenerativen Ersatz der wenigen zu Verlust gegangenen Epithelien.

Tödtet die Krankheit nicht, reichen aber auch die Körperkräfte nicht aus, um eine rasche, volle Genesung zu erwirken, und dies geschieht insbesondere bei schwächlichen Kindern, bei Greisen, im Verlaufe schwerer Krankheiten (Typhus, Masern etc.), wo die Kräfte der Inspirationsmuskeln die Widerstände nicht zu überwinden vermögen, so können einzelne Stellen sich dadurch merklich hervorthun, dass sie nicht gleichen Schritt mit dem Rückgange im übrigen Lungengewebe halten, sondern nachhinken und selbst für immer Residuen hinterlassen.

Ich spreche dabei nicht blos von den lokalen Emphysemen, welche auf noch verstopfte Bronchien hinweisen, sondern mehr von den Atelektasen, welche nur ruckweise und mangelhaft wieder Luft aufnehmen oder für immer bestehen bleiben und vermöge Degeneration der eingeschlossenen Epithelien zu Pigmentherden oder käsigen Herden (wie bei angeborener Atelektase) verwandelt werden; endlich vorzugsweise von den Schleim- und Eiterpfröpfchen in den feineren Bronchien und Alveolen. Diese letzteren, unbeweglich geworden, degeneriren, verstopfen als käsige Masse den Bronchiolus und das zugehörige Lungenläppchen.

Es gibt jedoch einen schlagenden Beweis, welcher darthut, dass die käsige Degeneration bei akuter catarrhalischer Pneumonie nicht „ziemlich häufig" (Niemeyer) sei, sondern im Gegentheile zu den allerseltensten Erscheinungen gehören müsse. Die in den Lungen auffindbaren käsigen Herde trifft man nämlich ganz besonders in den Oberlappen und deren Spitzen, während doch die catarrhalische Pneumonie ihre käsigen Herde in die Unterlappen absetzen müsste, und ferner bilden sie nur den Inhalt von Bronchiolen, sind niemals von Lungenparenchym durchzogen, dieses selbst mit in die käsige Degeneration hereinnehmend. Der die käsige Masse umschliessende Bronchiolus ist ampullenartig erweitert und verdickt, und liegt jene somit wie in einer fibrösen Kapsel.

Der Vorgang der Abkapselung ist nun nie das Produkt der catarrhalischen Entzündung der Schleimhaut, sondern der Thätigkeitsäusserung, mit welcher die ganze Bronchialwand, ihr Bindegewebslager und die zunächst sich anschliessenden Alveolen auf den Reiz des fremden Inhaltes antworten: das Produkt einer chronischen Peribronchitis.[1]) Dieser Reiz kann allerdings das eine Mal degenerirender Eiter und Schleim, ein anderes Mal

---

[1]) Vide im achten Briefe.

aber, wie wir noch sehen werden, ein anderer fremder Inhalt sein. Ja es lässt sich oft schwer entscheiden, ob nicht gerade umgekehrt der Process schon interstitiell, peribronchial angehoben hat und der Schleimhautcatarrh und seine Produkte die Folge davon sind.

Auch diese Abkapselungen kommen fast nur in den Lungenspitzen vor und wird man sich desshalb in Acht nehmen müssen, sie auf akute catarrhalische Pneumonie zurückzuführen; sie könnten jedoch, wenn man wenigstens eine chronische Bronchitis als ursächliches Moment belassen will, z. B. bei langen Krankenlagern, Krebsleiden, die Folge der auf zunehmender Körperschwäche beruhenden mangelhaften Ausstossung des Bronchialsekretes sein, welches sich bei der fortwährenden Horizontallage in den obersten Bronchien am schwersten bewegen lässt. Aber die Abkapselung als Vorgang, nicht als Ursache, auf chronische Bronchitis selbst anstatt auf Peribronchitis zurückzuführen, hiesse wieder Sitz und Vorgang eines Catarrhs verkennen. Auch der langwierigste Catarrh beschränkt sich auf die Schleimhaut, verdickt nur die innerste Schicht der Bronchialwand und lässt die übrigen Schichten, insbesondere die bindegewebige Bronchialscheide, unbetheiligt.

Soll ich eigens hervorheben, dass der rings, kuglig oder cylindrisch, abgekapselte, immer trockner werdende käsige Herd, der später kalkig, steinern wird, von Stecknadelknopf- bis über Erbsengrösse in den Lungenspitzen früher für Tuberkel gehalten wurde (tubercule enkysté)? Ich glaube, in diesen Irrthum verfällt heutzutage Niemand mehr und jeder Student weiss, wie käsig eingedickter Eiter und Tuberkel von einander verschieden sind. Ebenso falsch wäre es, die verstopfenden käsigen Massen in eine Linie mit den Merkmalen einer käsigen Pneumonie zu stellen, woraus eine ganze Kette von Trugschlüssen erwüchse. Doch davon später mehr.

Die vorhergehenden Betrachtungen, namentlich die Ableitung der lobulären Eiterherde aus einer Verschiebung des eiterigschleimigen Secretes aus den feineren Bronchien in die Alveolen führen mich dazu, auch andere vielmehr eigentliche durch Aspiration in die Luftwege eingedrungene Fremdkörper und deren entzündliche Folgen kurz zu berühren. In vielen Beziehungen stimmen nämlich die durch Fremdkörper erzeugten Veränderungen, so lange sie superficiell sind, mit dem überein, was man catarrhalische Pneumonie zu nennen pflegt.

Es ist selbstverständlich, dass damit nicht solche Fremdkörper gemeint sein können, welche vermöge ihres bedeutenden Volums schon in grösseren Bronchien stecken bleiben, deren Wand und selbst grosse Stücke des zugehörigen Lungengewebes in Gangrän versetzen. Ich meine vorzugsweise kleinere Körper, welche durch Aspiration bis in die kleinsten Bronchien und Lungenbläschen getrieben werden, ganz ähnlich wie es mit dem Schleim und Eiter bei Capillarbronchitis geschieht, und welche am Orte ihrer endlichen Fixirung durch längere Reizung zu oberflächlichen epithelialen (durch Desquamation und Degeneration ausgezeichneten) Störungen Anlass geben.

Um sogleich solche fremde Eindringlinge zu nennen, welche ebenfalls in der Schleimhaut der oberen Luftwege oder des Rachens erzeugt worden waren, erwähne ich des Blutes, extravasirt aus Schleimhautgefässen, des Croup des Larynx und der Trachea, bei welchem Stücke der Membranen bis in das Lungenparenchym gesaugt werden; ein eben so grosses Interesse bietet die Diphtherie dar, ein Process, welcher bekanntlich im Rachen und fortgesetzt in der Laryngeal- und Trachealschleimhaut und wie ich gezeigt habe (Zeitschr. für Biologie III. p. 357), auch in lobulären Herden im Lungenparenchyme erscheint. Neuerlich fand ich in den letzteren ausser dem diphtherischen Infiltrate auch ein Häufchen der in den oberen Luftwegen abgestossenen langen Flimmerzellen. Aber auch ohne Blutung, ohne nachweisbare croupöse oder diphtherische Affektion in den oberen Luft- oder Rachenwegen kommen in seltenen Fällen genau dieselben Herde im Lungengewebe vor, die sich von den lobulären Eiterherden der sog. catarrhalischen Pneumonie dadurch unterscheiden, dass nicht nur der Alveoleninhalt die eitrige Beschaffenheit zeigt, sondern auch die Alveolen- und zugehörige Bronchiolenwand eitergelb, morsch ist, welche Veränderung durch eine Wucherung der Gefäss- und Gewebskerne, ganz so wie ich's für die Lungendiphtherie beschrieben habe, erzeugt wird. Bei intensiven Fällen der epidemischen Influenza, bei Masern etc. habe ich dieses merkwürdige Verhalten beobachtet. Die Herde haben etwas ganz Absonderliches, Charakteristisches, was noch dadurch bewahrheitet wird, dass sie ein Nest aus Schizomycetenformen oder Pilzen enthalten. Ihre Umgebung ist reich mit Blut injicirt und mit Extravasaten versehen, welche die Ursache der im Krankenbette zu Tage geförderten blutigen Sputa sind.

Die sogenannte putride Bronchitis, die gewöhnlich ihren Sitz in den grösseren Bronchien aufschlägt, kann gleichfalls durch Verschleppung ihrer Erzeugnisse in die Alveolen faulige Zersetzung einleitende lobuläre Herde erzeugen. Hier würde sich auch die Pneumonomycosis anschliessen und nicht nur die bekannte Pn. sarcinica oder aspergillina, sondern auch die Form, welche nicht so selten in den späteren Stadien des Typhus erscheint: kleine, brandig-riechende, schwärzlich, blutig aussehende Herde erzeugend, bei welchen nicht nur innerhalb der letzten Bronchien, sondern auch im angrenzenden Lungenparenchym (also lobulär) Zoogloeamassen, terminal wachsende Fäden und wirkliche Pilze in grossen Quantitäten die eigentliche Krankheit darstellen.

Sehr beachtenswerth ist verschleppter Caverneninhalt aus der Lunge selbst, und würden sich die seltneren, auch bis ins Alveolarparenchym sich einkeilenden Knorpelpartikelchen bei Nekrose des Larynx, dann die grossen leicht kenntlichen Zellen des Epithelkrebses (des Larynx, der Zunge, des Oesophagus unter Durchbruch in die Trachea) anreihen. Bei Ileus tritt in der Regel der Tod früher ein, ehe etwa von den im Munde befindlichen und von da aspirirten Koththeilchen reaktive Erscheinungen in den Lungen beobachtet werden. Doch zeigen diese Organe manchmal die Wirkung der fremden Massen deutlich genug und kann man dann in den lobulären Herden die gallegefärbten Muskelstückchen, Pflanzenfragmente, Amylum etc. mikroskopisch nachweisen.

In neuester Zeit haben die Staubinhalationskrankheiten (Pneumonokoniosen, Zenker), insbesondere erzeugt durch die unter Umständen in der Atmosphäre in grösseren Mengen suspendirten Kalk-, Kiesel-, Thon-, Kohle-, Metalltheilchen, durch Fabrikstaub der verschiedensten Art, welche Substanzen mikroskopisch und chemisch nachweisbar bis in das Lungenparenchym eindringen, hohes Interesse erregt. Zenker namentlich hat sich um die schärfere Begründung dieser, früher fast nur in Bezug auf Kohle vermutheten, nun aber höchst mannigfaltig gewordenen Krankheiten ein bleibendes Verdienst erworben.

Fein vertheilte Fremdkörper bleiben häufig nur an den Epithelien des Larynx, der Bronchien und Alveolen haften, können auch ihre Destruktion und Desquamation, selbst catarrhalische Bronchitis und Lobularpneumonie veranlassen. Körperchen wie von Eisen-, Kohlen-, Kiesel-, Kalkstaub etc. werden jedoch nicht bloss von den oberflächlichen Zellen, sondern auch vom Lungengewebe selbst, seltener vom Laryngeal- und Bronchialgewebe, aufgenommen, welchen Vorgang zu erklären namentlich im Lungengewebe bei meiner Auffassung der Alveolen als Lymphräume auf keine Schwierigkeiten stösst, dann durch die Gewebflüssigkeit oder ihre beweglichen Zellen weiter transportirt, um unterwegs oder an entfernten Theilen, z. B. in den Bronchialdrüsen, abgelagert zu werden.

Es ist sicher, dass diese Ablagerung ohne besondere, ja ohne jede Gewebsirritation stattfinden kann — diesen Fall denken wir uns gegenwärtig. Es ist aber eben so gewiss, dass durch sie gewichtige, lebensgefährliche Zustände hervorgerufen werden können.

In dieser letzteren, schlimmen Richtung wirken in akuter Weise besonders die schon berührten organischen, in Fäulniss befindlichen, mit Pilzen oder pilzähnlichen Organismen versehenen Substanzen, indem sie rasch eine tiefe Lungenaffektion und selbst Blutinfektion erzeugen. Unorganische Staubtheile greifen in mehr chronischer Weise und zwar auf das interstitielle und peribronchiale Gewebe ein; diese Fälle gehören jedoch nicht mehr hieher unter die Rubrik der superficiellen Schleimhautentzündung. In einem exquisiten Falle akuten Vorganges sieht dann die Lunge eigenthümlich aus. Vorzugsweise sind es wieder die unteren Lappen und zwar mehr der rechten Lunge, welche betroffen sind. Sie werden voluminös, sehr succulent, zerreisslich, dunkel blutreich, mit Extravasaten versehen, grün oder braunschwarz. Man erkennt Herde von Stecknadel- bis Wallnussgrösse mit retentirter Luft, mit Eiter, mit Brandgeruch. Wenn man als einen der Ausgänge der catarrhalischen Pneumonie ulceröse und brandige Destruktion angibt (Rokitansky a. a. O.), so ist es mir zur Gewissheit geworden, das diese Vorgänge stets die Folgen von Fremdkörpern waren, welche in die feinsten Bronchien und Lungenläppchen gerathen waren (Fremdkörperpneumonie), und mit catarrhalischer Pneumonie nichts oder nur so viel zu thun hatten, als die Bronchialschleimhaut gleichzeitig mit irritirt worden war. —

Du siehst, lieber Freund, dass ich das Gebiet der catarrhalischen Pneumonie sehr eingeengt habe. Ich hoffe jedoch nicht nur das Wahre getroffen, sondern auch eine Grundlage gefunden zu haben für die Betrachtung der übrigen entzündlichen Zustände der Lunge.

Die catarrhalische Pneumonie ist, wie ich ausführte, eine akute Krankheit, durch welche nur ausnahmsweise lokale Emphyseme und Atelektasien, schleimverstopfte Bronchiolen, sonst kaum andere Residuen gesetzt werden.

Ich darf diesen Brief nicht abschliessen, ohne eines, wenn auch seltenen chronischen Ausganges der catarrhalischen Pneumonie gedacht zu haben.

Es ist diess die atrophische Alveolar- und Bronchialektasie. Sie wird sowohl in den unteren, als oberen Lappen beobachtet und gibt der Lunge das Ansehen eines groblöcherigen Schwammes. Die Bronchien, meist schon von der vierten Ordnung an gegen das Lungengewebe zu, werden cylindrisch oder varikös mit dicht aufeinanderfolgenden Ausbuchtungen oder sackig erweitert; ihre Schleimhaut bleibt intakt und ist selbst in den sackigen Blasen mit Flimmerzellen bedeckt, ihre Lichtung enthält Secret in geringer oder beträchtlicherer Menge. Die Wirkung auf die feineren Bronchien erscheint oft relativ oder absolut grösser als auf die etwas grösseren, die Erweiterung nimmt häufig gegen das Parenchym zu. Auf dem Durchschnitte insbesondere aufgeblasener und getrockneter Lungen sieht man dann in Wirklichkeit kuglige oder ovale Räume, mit Luft gefüllt. Die Grösse derselben wechselt von Hanfkorn- bis Wallnussgrösse, selbst bis zu der eines Hühnereies, hie und da weicht ihr Durchmesser nur wenig unter einander ab, ein anderes Mal ist er sehr verschieden. Das eigentliche Alveolarparenchym ist grösstentheils untergegangen und kann man in mikroskopischen Bildern die gradweise Abnahme der Alveolarspangen, die Herstellung grösserer Räume aus den Infundibulis, sehr wohl gewinnen. Der letztere Zustand, das Lungenemphysem, begleitet also mehr oder weniger die Bronchiektasie. Wenn man wollte, so könnte man aus den angegebenen Verschiedenheiten Variationen von Emphysemen und Bronchiektasien aufstellen, ohne jedoch damit wissenschaftlich oder praktisch Werthvolles zu leisten.

Untersucht man genauer, so gewahrt man Fettdegeneration der Alveolarepithelien oder gänzlichen Mangel derselben; man findet obliterirte Capillargefässe und aller Wahrscheinlichkeit nach auch obliterirte Lymphgefässe und Pigmentirungen an ihrer Stelle; man findet Fettdegeneration der Muskeln der Bronchiolen und des Alveolarparenchyms.

Es ist kein Zweifel, dass der ganze Vorgang in Folge der Umgehung und Obsolescenz von Capillargefässen durch allmäligen Schwund, durch Resorption zu Stande kömmt und sollte zum Unterschiede von anderen Bronchiektasien, wie man sie bei Peribronchitis wahrnimmt,[1]) der Beiname „atrophisch" nie vergessen werden.

Das Greisenalter ist es, welches die Grundbedingungen enthält, nach catarrhalischen Pneumonien zu unserer atrophischen

---

[1]) S. sechsten und achten Brief.

Alveolar- und Bronchialektasie zu führen. Aber auch aus dem kindlichen Alter, das ja mit Anfällen catarrhalischer Pneumonie bevorzugt ist, kann sich der Zustand entwickeln, insbesondere aus dem Keuchhusten, dessen anatomische Grundlage catarrhalische Pneumonie ist.

Erlahmung und Fettdegneration der Bronchialmuskeln auf Grund der entzündlichen Vorgänge in der Bronchialschleimhaut, Unbeweglichkeit des Secretes, Druck desselben und der zurückgehaltenen Luft in den Alveolen auf die Capillargefässe, Obliteration und Degneration der letzteren bringen den Schwund des Parenchymgerüstes und in Folge der gleichbleibenden pleuralen Ausspannung die Ektasie hervor. Das übrige Capillarnetz der Lunge wird weitmaschig und verliert nicht nur extensiv, sondern auch mehr oder weniger den Charakter der respirirenden Oberfläche.

Glücklicher Weise ist der Zustand, wenigstens in seinen höheren Graden, selten und ist es nur merkwürdig, wie lange er, in der Kindheit schon erworben, oft bis ins späte Alter ertragen werden kann. Er bedingt keine Phthise. Mit der atrophischen Bronchiektasie darf natürlich, ebensowenig wie die mit Cirrhose und Peribronchitis verbundene, auch die auf Lungencompression in Folge pleuritischen Exsudates beruhende nicht verwechselt werden. Die atrophische Bronchiektasie ist gewöhnlich doppelseitig und auch im Oberlappen, die nach Compression meist einseitig und fast nur im Unterlappen gut ausgeprägt. Die atrophische zeigt schwammiges auf Ektasie der Alveolen und Bronchiolen begründetes Lungengewebe, nach pleuritischem Exsudate ist gerade das Alveolarparenchym und sind die Bronchiolen comprimirt und obsolet, während die grösseren Bronchien erweitert sind. Bei atrophischer Ektasie fehlt in der Regel jede pleurale Bindgewebsadhäsion, während sie dem anderen Fall das Charakteristikum gibt. Beide haben aber im Gegensatze zur Peribronchitis gemein, dass in der Bronchialwand jeder Infiltrationszustand fehlt, soferne die Affektion rein ist.

Dritter Brief.

Durch meine Erörterungen über die catarrhalische Pneumonie habe ich Dir, wie Du mir mittheilst, wohl einiges von den Anschauungen Anderer Abweichendes dargeboten; aber auch Deine Kritik angeregt. Ich zweifle indess nicht, Dich ganz auf meine Seite zu ziehen.

Meine heutigen Zeilen sollen sich über die **croupöse Pneumonie** verbreiten, welche bekannt genug ist, so dass ich mich von der Berührung von so Manchem entheben kann und nicht mehr als für den Zweck, den ich in meinen Briefen an Dich verfolge, zu besprechen brauche.

Anschliessend an die catarrhalische Pneumonie (Capillarbronchitis) möchte ich zuvörderst die Aehnlichkeiten und Verschiedenheiten der croupösen Pneumonie hervorheben.

Croup der Luftwege ist eine exquisit akute Entzündungsform. Stets hat man sich gehütet, von einem chronischen Croup zu sprechen und ist es geschehen, z. B. bei den Fällen von ausgehusteten baumförmig verzweigten Bronchialgerinnseln, so hatte man Unrecht; denn man muss bekennen, dass damit nur Verwirrung angerichtet wurde und ziehe ich die von Lebert (deutsches Archiv f. klin. Med. VI) gebrauchte Bezeichnung dafür „fibrinöse Bronchitis" vor, um den Begriff „Croup" — mag des Wortes Etymologie auch noch so ungünstig sein — zu retten.

Croup ist aber auch eine exquisit superficielle Entzündung; sein Exsudat ist wie das catarrhalische als ein Secretionsprodukt aufzufassen, bei welchem nur der Unterschied obwaltet, dass das normale Secret nicht blos durch Ausschwitzung von Blutserum (Catarrh), sondern von Faserstoff verändert wird. Der Faserstoff quillt über die Epithelien,[1]) wahrscheinlich, wie bei der normalen Secretion und ungeachtet der Raschheit des Vorganges nicht minder unter aktiver Theilnahme derselben, hervor und gerinnt alsbald sammt den Körperchen, welche, ein Gemengsel aus rothen Blut- und besonders cytoiden (Lymph- oder farblosen Blut-) Körperchen, anfangs in geringer Menge in den ziemlich fest anklebenden Faserstoff eingebettet sind, nach und nach aber in grösserer Menge erscheinen und zwar auf Kosten der Adhärenz des Faserstoffgerinnsels. Die Epithelien unter dem Gerinnsel gehen keine andere Veränderung ein, als Aufquellung, Trübung und beginnende fettige oder schleimige Degeneration; nicht selten gelingt es, in vielen derselben Eiterkörper (bis zu 12—20) beherbergt zu sehen.

Du wirst Dich erinnern, dass ich auf dieses Vorkommen von Eiterkörpern in Epithelzellen, gerade bei croupöser Pneumonie (Virch. Arch 1859. XVI. p. 168) aufmerksam machte und die Meinung aussprach, die ersteren könnten in den letzteren gebildet sein, und bezeichnete ich diesen wahrscheinlichen Vorgang als freie, unabhängig vom Zellenkern geschehende, endogen aus Protoplasma nach Art der Dotterfurchung anhebende Bildung. Diese Meinung, von Vielen adoptirt, wurde jedoch durch die Cohnheim'schen Deduktionen wieder verlassen und stimmt man allgemein gegenwärtig der Ansicht zu, dass alle Eiterkörper aus dem fliessenden Blute durch die Gefässwand hindurch ausgewandert seien. Ich selbst sträube mich natürlich angesichts der

[1]) Es ist mir unbegreiflich, wie man immer und immer wieder lesen muss, die Epithelien werden von dem Exsudate unter ihnen abgehoben. Die Untersuchung jeden frischen Croup's ist im Stande, darüber zu belehren. Erst im späteren Zeitraume, wenn die Exsudation vorüber ist, gehen die Epithelien durch Degeneration verloren.

vorgebrachten Beweise nicht dagegen, kann mich aber vor der Hand nicht bequemen, die Auswanderung aus dem Blute als die einzige Quelle der Eiterkörper anzusehen und harre einer stichhaltigen Auslegung der Thatsache, dass Eiterkörper innerhalb der Zellenhöhle, nicht etwa nur invaginirt, sondern wirklich im Protoplasma von ausgebildeten, mit geschlossenen Membranen versehenen Epithelzellen, die sich entsprechend vergrössern, vorkommen; denn wenn sie auch nicht in den Rahmen der Cohnheim'schen Theorie passt, so hat sie doch ihre Berechtigung, darf nicht ignorirt werden und ist sie mit Schweigen nicht abgethan.[1]) Doch ich will Dich mit dieser Detailfrage nicht aufhalten; mir war es nur darum zu thun, das Wesentliche des Croupexsudates anzugeben und mache ich nur desshalb wiederholt darauf aufmerksam, als ich mit meiner Anschauung über das Wesentliche des Alveolarepithels auch eine etwas veränderte Vorstelluug über den Lungencroup gewinnen musste, welche dahin lautet, dass das Exsudat mehr Lymphe als Blutextravasat sei.

Vergleicht man nun die croupöse Pneumonie mit der catarrhalischen, so ergiebt sich die Uebereinstimmung darin, dass beide akute und superficielle Entzündungen sind; aber sogleich erkennt man auch eine wichtige Differenz; die Veränderungen im Lungengewebe bei der catarrhalischen Pneumonie habe ich Dir als etwas Sekundäres, Passives von den Bronchien her geschildert, demzufolge sie immer eine lobuläre Ausbreitung gewinnen; die croupöse Pneumonie dagegen hat ihren Sitz primär und aktiv im Lungenparenchyme, ist daher immer diffus, lobär und pflanzt sich erst sekundär auf die Bronchien fort. Dieses Verhältniss in Einklang mit dem Wesentlichen des Croupexsudates gebracht, drängt noch weitere Erwägungen auf.

---

[1]) Die neuesten Experimente A. Böttcher's sprechen mit Entschiedenheit dafür, dass es möglich ist, eine central begrenzte Keratitis zu erzeugen, welche sich nicht von der Peripherie der Hornhaut entwickelt, sondern in dem gereizten Centrum selbst entsteht, so dass die darin sich nach und nach vorfindenden Eiterkörper nicht vom Hornhautrande her eingewandert, sondern an Ort und Stelle entstanden sein müssen. Vgl. auch das p. 95 Gesagte.

Das Anfangsstadium der croupösen Pneumonie nennt man die „entzündliche Anschoppung (engouement)“.

Ist nun der Croup ein gesteigerter Catarrh, wie ich anderwärts einmal ausführte, so wäre das eben genannte Vorstadium eigentlich eine catarrhalische Pneumonie und zwar zum Unterschiede von der früher beschriebenen lobulären in diffuser lobärer Form. Allein an dem Namen „Catarrh“ haftet der anatomische Sitz, die Schleimhaut, mehr als die besondere Art des Vorganges. Wir thun aber wohl, die Sache umzukehren. Wenn wir sehen, dass beim Catarrh sich dem Normalsecrete der Schleimhaut seröses Exsudat beimengt, so ist bei Croup der Lungenalveolen dieselbe Zugabe zu Gas und Wasserdunst vorhanden, nur alsbald in vollkommene Lymphe sich verwandelnd. In dieser Weise aufgefasst, ist die entzündliche Anschoppung im Lungenparenchyme (neben erweiterten Capillargefässen mit strotzender Blutfülle, neben kleinen Extravasaten von rothen und weissen Blutkörpern in die Alveolen) durch Ausschwitzung von Blutserum gekennzeichnet, ganz analog dem Catarrhe der Bronchialschleimhaut, und enthält die Exsudation nach und nach immer mehr Faserstoff, so ist der Vorgang zu Croup gesteigert.

Die entzündliche Anschoppung meldet sich bekanntlich urplötzlich (mit einem Schüttelfroste) an und geht nach kurzer Dauer (gewöhnlich in kaum einem Tage) schon in die Hepatisation über, d. h. in den Zustand, in welchem das Croupexsudat als Gerinnsel die Alveolen und Bronchien füllt. Es obturirt diese Räume und zwar Schritt für Schritt, einen nach dem anderen fast ohne Unterbrechung so vollkommen, dass keine Luft mehr darinnen Platz hat.

Das Charakteristische der croupösen Pneumonie ist damit erreicht. Das serös geschwellte Parenchym comprimirt den geronnenen Alveoleninhalt so gut, als es selbst Druck von dem letzteren erfährt; auf der Schnittfläche werden daher die Croupfpröpfe als abstreifbare Granula, diese Abgüsse der Infundibula und Alveolen, vorgetrieben. Und während die rothen Blutextravasate vielleicht noch zahlreicher als in der Anschoppung sind, müssen die Capillaren, ohne ihren Blutstrom einzubüssen, doch eine Verminderung des Lumens erfahren. Der ganze erkrankte Lungenlappen hat eine Volums- und Gewichtszunahme erfahren, die Pleura darüber ist gespannt und gleichfalls gequollen, die Brüchigkeit des Lungenparenchyms dehnt sich in Folge der Elasticitätsverminderung auch auf die Pleura aus. Sie wird nicht nur trüb durch Lockerung ihres Epithels, sondern auch überlagert mit ausgeschwitztem Faserstoff (Lymphgerinnsel, Croupmembran), analog der Exsudation auf die inneren Oberflächen.

Diese fibrinöse Pleuritis, welche einen constanten Begleiter der croupösen Pneumonie abgibt (Pleuropneumonie), fehlt der catarrhalischen Pneumonie gänzlich, selbst an den lobulären Herden. Dass auch bedeutende Serumquantitäten hie und da in die Pleura exsudirt werden, übergehe ich.

Die beschriebene Hepatisation, welche wegen der sichtbaren Austritte rother Blutkörper den Beinamen „rothe" führt, ist der Kern der croupösen Pneumonie.

Du hast hinreichende Erfahrung über den typischen Verlauf dieser Form von Lungenentzündung gemacht, weisst, dass meist am siebenten Tage die Erscheinungen (der Temperaturerhöhung, der Puls- und Athemfrequenz, der Dyspnoë und Cyanose) fast ebenso plötzlich, als sie eingetreten waren, wieder abnehmen. Der ganze Zeitraum von 7 Tagen, von welchem etwa 1—1½ Tage dem Engouement angehören, entspricht der Ausbildung und dem Bestehen der rothen Hepatisation. An sie schliesst sich, insoferne Genesung eintritt, unmittelbar die Lösung an. Die Lösung geschieht vorzugsweise durch Erweichung, Excretion und Resorption der Croupmassen, an welchem Vorgange die Alveolar- und Bronchialepithelien ihren entsprechenden Antheil nehmen.

Die Erweichung wird auf dem Wege fettiger, vielleicht auch schleimiger Degeneration sowohl der Eiterkörper als auch ihrer faserstoffigen Zwischensubstanz erreicht, wobei die letztere ihre cementirende Eigenschaft verliert und die Körperchen sich isoliren und beweglich werden.

Die Alveolarepithelien, welche in der Fettdegeneration vorauseilen, sind in der Regel zu Körnerzellen umgewandelt und werden dadurch nicht nur die Crouppfröpfe von der alveolaren Innenwand, an welcher sie vorerst festklebten, sondern sie selbst abgehoben. Man findet sie dann oft in ganzen zusammenhängenden Stücken, einer gefalteten hyalinen Basalmembran ähnlich, nur durch die Kerne der sie constituirenden Zellen und ihrem Hofe von Fettkörnchen gekennzeichnet.

An den bronchialen Flimmerzellen jedoch überwiegt über die Fettdegeneration entschieden die schleimige Degeneration, so dass man sagen kann, der zum Croup gesteigerte Catarrh werde am Schlusse wieder Catarrh. (S. auch meine Arbeit über das Faserstoffexsudat. Sitzungsberichte d. b. Akad. d. Wissensch. 1863. p. 67. Ebenso Rindfleisch, Lehrb. der path. Gewebelehre. 2. Aufl. p. 385.) Die verstopfenden und zum Theil erweichten Croupcylinder heben sich ebenfalls ab und werden beweglich. Die Menge des in den feinsten Bronchien sich bildenden Schleimes wird in der Regel so bedeutend, dass die Schnittfläche der hepatisirten Lunge sich damit belegt und an der Messerklinge die fadenziehende Substanz hängen bleibt.

Unter dem sich abstossenden alveolaren und bronchialen Epithel beginnt aber auch schon eine lebhafte Zellenbildung behufs Regeneration, kenntlich durch das Auftreten mehrfacher Kerne, durch junge, kleinere und rundliche Zellen.

Oben bemerkte ich, dass die erweichten Croupmassen excernirt oder resorbirt würden. Was die Excretion betrifft, so gehört dazu nicht blos lebendige Flimmerbewegung und die abwechselnde Verengerung und Erweiterung der Luftwege bei Ex- und Inspiration, sondern auch die kräftige Elasticität des Lungenparenchyms selbst. Während der Hepatisation sind aber die genannten Thätigkeiten anfangs aufgehoben und treten erst nach und nach mit dem Abfalle des Fiebers unter Zunahme der inspiratorischen Muskelkraft wieder hervor. Soweit der Croup in den Bronchien reicht, so weit wird auch die schleimige Degeneration der Epithelien sich geltend und ihre Flimmerbewegung unmöglich machen. Ebenso weit ist auch dem Ein- und Austreten der Luft eine Mauer entgegengestellt. Ebenso weit sind auch die mit einer Muskellage versehenen Bronchien lahm gelegt und folgen nur schwer den respiratorischen Bewegungen. Die Elasticität des Lungenparenchyms, welche vorzugsweise den Akt der Exspiration auszuführen hat, ist soviel wie Null geworden.

Ehe also nicht die abgestossenen Flimmerzellen regenerirt sind, ehe die Elasticität des Lungengewebes und die Muskelkraft der Bronchien nicht wieder zugenommen hat, ist eine Excretion auch der verflüssigten Massen kaum anders als durch heftige Hustenstösse möglich.

Die Sputa, welche man bei croupöser Pneumonie beobachtet, sind daher grösstentheils catarrhalische Bronchialprodukte, denen nur von jenen Stellen Theile des Bronchialcroups beigemengt sind, an welchen er sich verliert und in Catarrh ausläuft. Greift daher der Alveolarcroup nur wenig über die Infundibula hinweg, so kann während der rothen Hepatisation jeder Auswurf fehlen; da es aber häufig ist, dass Alveolar- und Bronchiolencroup zusammenbestehen, so erscheinen die bekannten, durch die Beimengung rother Blutkörper rostfarbenen, faserstoffhaltigen Sputa pneumonica, welche — ich wiederhole es — ihren Blut- und Faserstoffgehalt mehr von der Bronchialschleimhaut, als vom Lungenparenchym beziehen. Während der Lösung werden natürlich die catarrhalischen Bronchialprodukte reichlicher, mischen sich erweichte, weniger blutgefärbte Bronchiolenpfröpfe bei; immer näher rückt diess, also von den Bronchien aus, dem Lungenparenchyme entgegen, bis endlich auch Luft in das letztere eindringen kann. Eine Beimengung eigentlicher Alveolarpfröpfe ist jedoch wegen der engen Mündungen der Infundibula gewiss höchst selten; der ganze hepatisirte Lungentheil wird rückgängig fast einzig und allein durch Resorption der erweichten Alveolarpfröpfe an Ort und Stelle. Ich halte diesen Satz für werthvoll genug, um ihn besonders hervorzuheben, wenn er auch bisher sich allgemeine Berücksichtigung nicht verschaffen konnte.

Damit die Lösung in genannter Weise vor sich gehen kann, ist es eine absolut nothwendige Bedingung, dass der Blutlauf immer und ununterbrochen in allen Lungencapillaren fortbestanden habe. Zum Begriffe der Entzündung gehört auch nicht, wie man trotz längst widerlegter Theorie fälschlich hie und da noch sagen hört, die Blutstockung (Stasis), sondern nur eine Abänderung in der Blutbewegung, die ihren Schwerpunkt in Verlangsamung des Stromes findet, aber immerhin Blut in Bewegung für sich in Anspruch nimmt. Deshalb ist man auch im Stande, künstlich die Capillaren eines hepatisirten Lungenlappens vollständig zu injiciren. Schon während des Engouement erreicht die Stromverlangsamung und immer dichtere Zusammendrängung der farblosen und gefärbten Blutkörperchen die nöthige Höhe. Allein das Flussbett des verlangsamten Blutstromes erfährt mit der Zunahme der Ausschwitzung eine Beschränkung in der Breite: vom Drucke der intraalveolären Gerinnsel und der aufgequollenen Alveolarwände, Gefässwände und Interstitien. Dazu kömmt, dass von den Kräften, welche im gesunden Zustande den Blutlauf durch die Lungen regieren, ich meine die Systole des rechten Herzens und die Respiration mit ihrer inspiratorischen Saug- nnd ihrer exspiratorischen Druckkraft, nur die Herzsystole in Thätigkeit bleibt, während die Respiration in dem verstopften Lungenlappen fehlt. Ein weiterer Punkt, welchen man anführen könnte, lautend: soviel ausgeschwitzt ist, soviel ist dem Blute geraubt und müssen die Gefässwände demgemäss sich enger dem verminderten Inhalte anschliessen — hat wenig Geltung, da sich dieses Verhältniss auf das Gefässsystem des ganzen Körpers gleichmässig vertheilt und auf den kranken Lungentheil nur wenig von Einfluss sein kann, abgesehen davon, dass das Exsudat dem Körper zunächst meist Lymphe und nur wenig Blut entzieht.

Die relative Oligämie in dem hepatisirten Lungenlappen ist aber gewiss nicht ohne Bedeutung für die Vorkommnisse während der Lösungsperiode, ja vielleicht ihre Ursache; denn sie fördert die Exosmose (Resorption) des serösen Infiltrates aus den

Alveolarwänden und Interstitien, die Fettdegeneration und Erweichung der Crouppfröpfe, die schleimige Degeneration der Epithelien, sowie die Einlagerung von Fettmolekülen im Lungengerüste; ja es scheint, als wäre das venöse und venös bleibende Blut im hepatisirten Theile sogar die wesentlichste Bedingung für die rasche Fettmetamorphose. Aber alles dieses wird sicherlich nur dann einen günstigen, d. i. transitorischen Ablauf nehmen, wenn die Körperkraft ungebrochen aus dem Fieberprocesse hervorgeht, wenn der Herzdruck, auf den ja Alles ankömmt, ausreichend ist, das Blut mit grösserer Raschheit durch die kranke Lunge zu treiben. Dann erst wird die resorbirende Thätigkeit der Lymphgefässe wieder beginnen können, werden die Gewebstheile vom Oedeme befreit werden, ihre Elasticität wieder gewinnen, die Capillargefässe ihren verlorenen Tonus erlangen und wird die Inspiration wieder im Stande sein, nicht nur die offen gewordenen Infundibula mit Luft, sondern auch die Capillargefässe neuerdings reichlicher mit Blut zu füllen und die Blutkörperchen dem Gasaustausche der Respiration zugängig zu machen. So folgt auf die Hyperämie des Engouement während der Hepatisation eine Oligämie, die in der Lösung wieder einer steigenden Blutfülle Platz macht, bis die normale Cirkulation hergestellt ist.

Die Restitution der erkrankt gewesenen Lunge ist fast immer eine vollkommene und ist kaum wahrscheinlich zu machen, wie auch nur eine unbedeutende Verdichtung und Pigmentirung des Parenchyms, eine Neigung zu Emphysem wegen nicht ausreichend wieder erlangter Elasticität, eine nur lockere Adhäsion der Pleura zurückbleiben sollte. Fehlen diese Momente, so fehlt jeder Zeuge des Vorausgegangenen. Ich habe mich von dieser Thatsache an Obduktionen nach länger abgelaufenen, wohl constatirt gewesenen croupösen Pneumonien sattsam überzeugt. Aber um so bedeutungsvoller ist der Schluss, der daraus zu ziehen ist, dass die croupöse Pneumonie wirklich nur eine superficielle Entzündung ist und dass die Vorgänge am Alveolarepithel nicht tiefer in die Lymphgefässe selbst vordringen.

Mangel der gehörigen Körper- und Herzkraft lässt anstatt Lösung den tödtlichen Ausgang erwarten. Die Extension der Pneumonie auf mehrere Lungenlappen, das Greisenalter, die Fettdegeneration des Herzens, wie insbesondere bei Säufern, bei Fettleibigkeit, bei Abschwächung durch schwere Krankheiten etc., bald collaterales Oedem in anderen Lungenlappen, bald intensive allgemeine Cyanose, bald allgemeine Fettdegeneration (in Leber und Nieren) hervorrufend, erhöhen die Mortalitätsziffer der Pneumonie bedeutend. Der Tod in der Blüthe der Entzündung, in der rothen Hepatisation ist eine grosse Seltenheit. Man darf Dutzende von Pneumonikern seciren und man wird umsonst die rothe Hepatisation suchen, wenn nicht ein Lappen viel später als die erstergriffenen befallen wurde. Der Tod tritt fast immer in der sogenannten grauen oder gelben Hepatisation ein.

Was ist nun die graue Hepatisation?

Den pathologisch-anatomischen Veränderungen nach von denen der Lösung nicht unterschieden, differirt sie nur dadurch, dass sie tödtet, und sie tödtet, weil die restituirenden und regenerativen Thätigkeiten wegen Abnahme der Körperkräfte die Degenerationen nicht überbieten oder doch nicht gleichen Schritt zu halten vermögen oder gänzlich fehlen. Sie differirt also durch Zunahme der Degenerationen, die auch insoferne einen bedeutenden Vorschub erleiden, als das Fieber und sein Begleiter, also das kranke Leben in der Regel noch über den siebenten Tag hinaus andauert.

Man nennt sie grau oder gelb, weil die Extravasate erblasst sind, weil die Fettdegeneration ihr Farbengepräge hinzufügt, weil die Oligämie fortwährt. Vielleicht war schon anfangs ein absolutes zu Viel von Faserstoff und cytoiden Körperchen ausgetreten, das parenchymatöse Oedem zu bedeutend.

Der kranke Lungentheil behält sein vermehrtes Volum und Gewicht, seine Starrheit. Die granulöse trockne Schnittfläche der rothen Hepatisation hat sich insoferne geändert, als die Granula (die alveolären Crouppfröfe) sich leichter ausheben und mit einer trüben, fadenziehenden, schleimigen Flüssigkeit abstreifen lassen. Das Parenchym bleibt luftleer und blutarm, die Brüchigkeit und Schwellung unverändert oder wird sogar erhöht. Das Mikroskop findet immer weniger und kleinere Gerinnsel, anstatt ihrer Molekularmassen, Schleim, degenerirende Eiterkörper, Epithelien, grössere Epithelflocken, hie und da spindelförmige Gefässzellen.

So stellt sich uns die croupöse Pneumonie gewöhnlich im Cadaver dar.

Während des Lebens dauern, wie schon erwähnt, die Fiebererscheinungen, anstatt einen prägnanten Abfall einzugehen, fort oder sie waren am gesetzmässigen siebenten Tage nur für etliche Stunden durch einen unvollständigen Nachlass unterbrochen.

Wenn es nun auch die Regel ist, dass dann der Tod zu erwarten steht (oft erst gegen den 10. Tag), so kann doch noch eine verspätete Lösung eintreten, was immerhin ein geringes Maass von Kräften noch voraussetzt. Die Lunge geht daraus hervor, wie aus rother Hepatisation und wird nur die langsamere Reconvalescenz, der länger dauernde oligämische Zustand und die geringere Elasticität des kranken Lungenlappens in Folge des intensiveren parenchymatösen Oedems nicht zu verkennen sein. So kam mir vor Kurzem eine croupöse Pneumonie zu Gesichte, welche am 18. Tage der Krankheit tödtete. Das Parenchym war entschieden grau, blutarm, ödematös, die Eiterkörper in starker Fettdegeneration, das Epithel fetzig abgestossen, zum Theile regenerirt, seine Zellen dabei mehrkernig und in wiederholter Fettdegeneration; keine Spur von Gerinnseln fand sich mehr vor.

Eine solche Verspätung (etwa bis zum 12. Tage) kann noch einen weiteren Uebelstand erzeugen: die eiterige Infiltration. Sie ist wohl nur als ein höherer Grad grauer Hepatisation aufzufassen; die Gerinnsel sind verschwunden und haben flüssigem, jauchigem (molekulär zerfallenem) Eiter Platz gemacht.

Allein das Wichtigste ist, dass sich im Lungengerüste selbst Eiterkörper eingelagert finden. Die Pleura nimmt nicht minder an dieser Eiterinfiltration, das Pleuraexsudat am Eitergehalte Theil. War bisher die croupöse Pneumonie eine superficielle mit untergeordneter, nur ödematöser Affektion des Parenchyms, so bildet die eitrige Infiltration einen Uebergang zu den interstitiellen Entzündungsformen.

Es ist begreiflich, dass wenn die graue Hepatisation noch manchmal zur Lösung kömmt, dieser günstige Ausgang bei eitriger Infiltration viel seltener ist. Tritt er aber dennoch ein, so geschieht dies in völliger Analogie, wie bei grauer Hepatisation mit verspäteter Lösung.

Die Schwellung und Weichheit des Parenchyms bei eitrigem Infiltrate muss sehr bedeutend gedacht werden, was man auch daran erkennt, dass die Lunge bei der Herausnahme leicht einbricht, wobei die Rissflächen, ja schon ein einfacher Eindruck mit dem Finger, sich rasch mit dem hervorquellenden Eiter bedecken. Doch auch während des Lebens kann Maceration der oder jener Stelle bevorstehen und zur Bildung eines Lungenabscesses führen. Zu einem fertigen Abscesse kann es aber nur dann kommen, wenn die Umgebung und der übrige kranke Lungentheil sich der Lösung und Heilung hingibt.

Du siehst, dass zur Durchführung der vollendeten Bildung eines Lungenabscesses wenigstens mehrere Wochen beansprucht werden und weisst nun auch, warum ein Lungenabscess eine so überaus seltene Erscheinung ist.

Ist er entstanden, so wird die Natur bestrebt sein, den Abscess durch Granulationen zu begrenzen, welche vom interstitiellen Gewebe und bei der meist oberflächlichen Lagerung auch von der Pleura aus wachsen. Doch ich will auf die weiteren Verhältnisse, die innige circumskripte Adhäsion der Lungenpleura mit der Pleura costalis, auf den möglichen Durchbruch nach innen in einen Bronchus, nach aussen durch die Brustwand etc., auf die Möglichkeit seiner Heilung nach einer solchen Entleerung etc. mich nicht weiter einlassen.

Dagegen liegt mir die kurze Berührung einiger anderer Eventualitäten ob, welche sich bei den Autoren als die Folgen einer croupösen Pneumonie aufgezeichnet finden.

Der Lungenbrand, der wie Du weisst auch andere Ursachen hat (den thrombotischen hämorrhagischen Infarkt, den embolischen Infarkt, Fremdkörper, Traumen), ist in der That ein Ereigniss, welches, wenn auch sehr selten, dann aber gewöhnlich am Schlusse der ersten Woche der croupösen Pneumonie, also noch im Stadium der rothen Hepatisation und zwar dadurch sich herausbildet, dass in dem oder jenem beschränkteren oder umfänglicheren Gefässgebiete anstatt der entzündlichen Blutbewegung vielmehr wirklich Stockung und Thrombose entsteht, also ein Zustand, welcher aufhört, Entzündung zu sein. Aufhören der Ernährung im betreffenden Gebiete, unter Mithilfe des Zutrittes der atmosphärischen Luft, Zerfall des ganzen Gewebes sammt Infiltrat zu braunschwarzer oder braungrüner pulpöser Masse mit Brandgeruch und entsprechenden Zersetsungsprodukten, mit molekulärem Fett, nadelförmigen Fettkrystallen, Blutkrystallen, körnigem Pigmente, mit Auftreten niedriger pflanzlicher Organismen etc. sind die nächsten Folgen. Der Brandherd ist jedoch erst fertig, wenn im Umkreise, wie bei der Abscessbildung, Lösung und Heilung zu Stande kömmt, welche lokal unter demarkirender Eiterung und Granulationsbildung, Ausstossung oder unschädliche Umwandlung der Brandmassen bewirkt.

Lungenabscess und Lungenbrand sind zwei Vorgänge, welche obwohl genetisch himmelweit verschieden, doch beide zu gleichem Resultate, entweder und zwar bei kleinem Umfange (bis zu dem einer Erbse, manchmal darüber) zu Eindickung und Vertrocknung, zu engerer Umschliessung und endlicher Vernarbung des Herdes, oder und zwar bei grösserem Umfange (über den einer Haselnuss, manchmal schon darunter) zu Substanzverlusten mit Aushöhlung, zu Cavernen, führen. Heilung zu Stande zu bringen, gelingt der Natur jedoch beim Brande überhaupt viel seltener, als beim Abscesse und zwar wegen der ins circulirende Blut übertragenen, vergiftenden Brandmassen.

Ein anderer Ausgang der croupösen Pneumonie, den fast alle Autoren befürworten, soll die Entwicklung der sogenannten käsigen Pneumonie sein. Nur Oppolzer (s. Stoffella a. a. O.

p. 562) bezeichnete diese Annahme als unrichtig und behauptete, dass nach seinen Erfahrungen das croupös-pneumonische Infiltrat den Ausgang in käsige Metamorphose gewöhnlich nicht eingehe. Ich muss mich mit aller Entschiedenheit dagegen aussprechen, dass jemals die croupöse Pneumonie ein Vorstadium der käsigen Pneumonie darstelle, und behaupte, dass die Ansicht mehr am theoretisirenden Studirtische, als am Lebenden und an der Leiche gewonnen wurde. Wer am Krankenbette eine croupöse Pneumonie behandelte und bei der Sektion eine käsige Pneumonie vorfindet, darf nicht schliessen, die erstere habe sich in letztere unglücklicher Weise verwandelt, sondern nur, seine klinische Diagnose sei falsch gewesen.

Der croupösen Pneumonie fehlen nämlich alle Bedingungen zur Verkäsung und gilt diess insbesondere von den Gewebselementen des Lungengerüstes und seinen Capillargefässen, welche stets bei der Verkäsung wesentlich theilnehmen. Doch ich werde die Beweise für meine Behauptung später an geeigneterem Orte beibringen.

Dasselbe muss ich von der Induration sagen, welche gleichfalls zu einem Ausgange der croupösen Pneumonie gestempelt wurde. Die croupöse Lunge indurirt nur behufs Abkapselung und Vernarbung eines Abscesses oder Brandherdes, also nur circumskript bei besonderen Vorgängen, aber niemals diffus, wie es der lobären Ausbreitung zukäme; die croupöse Pneumonie ist und bleibt eine superficielle Entzündung. Auch darüber komme ich später noch einmal zu sprechen.

Hiemit schliesse ich (endlich! wirst Du sagen) meine Betrachtungen über die croupöse Pneumonie, welche wider meinen Willen umfänglicher wurden, als ich Anfangs im Plane hatte.

Vierter Brief.

Ausser der catarrhalischen und croupösen Pneumonie kömmt in den Lungen eine Entzündungsform vor, auf welche ich schon im Jahre 1856 (Henle und Pfeufer's Journ. f. rat. Med. Neue F. VIII. p. 57, 62 und 80) aufmerksam geworden war und welche ich damals unter dem Namen Desquamativ-Pneumonie beschrieb.

Seit dieser langen Reihe von Jahren, in welcher ich nicht unterlassen habe, die Krankheit zum Gegenstande sorgfältigster Pflege zu machen, was um so nothwendiger erschien, als meine eigene Kenntniss darüber damals mangelhaft war und als sie von anderen Forschern entweder gänzlich übersehen oder mit anderen Entzündungen verwechselt wurde, oder als sie doch insofern nicht gehörig gewürdigt wurde, dass ihr ein eigener abgesonderter Platz unter den Lungenaffektionen gebühre — ist mir ihre Wichtigkeit und hohe Bedeutung auch zur vollsten Ueberzeugung geworden.

Sie soll desshalb den Mittelpunkt dieser meiner Briefe bilden.

Ich spreche natürlich nicht schon in allen Fällen von Desquamativ-Pneumonie, wo man überhaupt Desquamation der Alveolarepithelien beobachtet, denn diese ist ein bekannter Nebenbefund bei den meisten, insbesondere akuten Lungenkrankheiten mit stärkeren Durchfeuchtungen des Parenchyms und habe ich ihr Vorkommen bei catarrhalischer, croupöser und Fremdkörper-Pneumonie, sowie bei den Staubinhalationskrankheiten wohl erwähnt. Ich würde es aber für einen Fehler halten, wenn man die Desquamation der Epithelien bei Catarrh und Croup in den Vordergrund stellen wollte, denn dies könnte dazu führen und hat wirklich dazu geführt, wohl nicht die croupöse, aber die catarrhalische Pneumonie mit Desquamativ-Pneumonie zu identificiren. Damit wäre die Existenz einer substantiven Desquamativpneumonie geläugnet und abgethan, und nicht minder würde eine Anzahl von gewichtigen Folgekrankheiten von catarrhalischer Pneumonie abgeleitet werden, welche gar nichts mit ihr zu thun haben. Eine möglichst scharfe Scheidung, begründet auf vorurtheilsfreien Beobachtungen, scheint mir daher dringend nothwendig.

Die Desquamativ-Pneumonie kömmt in 3 Graden und Modifikationen vor, welche ebenfalls auseinander gehalten werden sollen.

Eine erste Art, die wenigst prägnante, zugleich der niedrigste Grad, erscheint als Theilerscheinung schwerer Allgemeinprocesse und würde sich der Beiname consecutive Desquamativ-Pneumonie für sie wohl eignen. Sie wird, da schwere Allgemeinprocesse keine Seltenheit sind, wohl auch am häufigsten an der Leiche untersucht werden können. Sie hat die Bedeutung, wie die unter denselben Verhältnissen an anderen wichtigen Organen vorkommenden Erkrankungen, wie die Herzmuskel-, Leber-, Nieren-, Körpermuskelerkrankung etc. und kann sie bei der manchmal in ungleichem Grade vorhandenen Vertheilung, wodurch dieses oder jenes Organ mächtiger als die anderen erfasst werden, ebenfalls, obwohl nur sehr selten, den Haupterkrankungsherd darstellen.

In den Körper aufgenommene anorganische Gifte, akut-exanthematische Krankheiten, Typhus, Pyämie etc. können die Grundlage für diese erste Art von Desquamativ-Pneumonie abgeben. Bekanntlich hat man die bei solchen Allgemeinprocessen vorkommenden Organveränderungen parenchymatöse Entzündungen genannt, also von parenchymatöser Myocarditis, parenchymatöser Nephritis, Hepatitis etc. gesprochen und müsste man consequenter Weise auch von parenchymatöser Pneumonie sprechen. Wir werden sehen, dass diese Bezeichnung allerdings richtig und mehr als zu rechtfertigen, aber nicht vorzuziehen ist. Niemand hat indess bis jetzt unter den angegebenen Verhältnissen einer parenchymatösen Pneumonie das Wort geredet — kurz die Theilnahme der Lunge an schweren Allgemeinprocessen ist, wenn man von catarrhalischer oder croupöser Pneumonie absieht, so gut als nicht gekannt, man erwähnt bloss Hyperämie, Anschoppung, Hypostase, Oedem etc., jedoch eine genauere Definition des eigentlichen Vorganges in der Lnnge hat man nicht versucht.

Die consekutive Desquamativ-Pneumonie tritt gewöhnlich, wie die desquamative Nephritis, doppelseitig, ferner wie diese oder die parenchymatöse Nephritis oder Myocarditis, diffus, nur verschiedenen Grades, über das ganze Organ verbreitet, also lobär auf, schreitet sekundär auf die Bronchien vor (verhält sich also anders als die lobuläre catarrhalische Pneumonie). Allerdings kann sie in ihren Anfängen nur auf kleinere Parthien beschränkt sein, wobei namentlich in Bezug auf die makroskopische Unterscheidung von den hypostatischen Vorgängen wichtig ist, dass man sie an den vorderen und oberen Lungentheilen ebenso findet, wie an den hinteren, unteren. Ist sie ziemlich allseitig und deutlich ausgesprochen, so sind die Lungen vergrössert, blutreich, hie und da subpleural und mitten im Parenchyme mit punktförmigen Extravasaten versehen, ihr Gewebe durch seröses Infiltrat gequollen, nach der Herausnahme trotz des noch bestehenden, wenn auch verminderten Luftgehaltes nicht collabirt, auch kaum beim Einschneiden. Von der Schnittfläche fliesst ein feinschaumiges Serum ab und stellen sich alsbald äusserst zarte Erhabenheiten her, welche von dem vorquellenden Gerüste neben den entleerten Alveolen abstammen. Das Gewebe ist welk, leicht zerreisslich.

Diese anatomischen Charaktere sind selten prägnant und ausreichend genug und bedarf es zur Sicherstellung der Sachlage stets der mikroskopischen Untersuchung. Bei dieser gewinnt man die Epithelien der Lungenalveolen in grosser Menge; sie sind aufgetrieben und abgerundet, gefüllt mit feinen Körnchen, welche theils in Essigsäure löslich (Proteïnmoleküle), theils unlöslich sind (Fettmoleküle), letztere erhalten rasch das Uebergewicht. In einzelnen kann man hie und da Kernvermehrung, in anderen Physalidenräume und das Austreten von Eiweisstropfen wahrnehmen. Freie Moleküle erscheinen durch Zerfall der Zellen.

Von diesem Vorgange hat die Krankheit ihren Namen; die veränderten Zellen heben sich von ihrer Unterlage und von einander ab, sie desquamiren, zeigen somit die vollkommenste Analogie mit der gleichnamigen Entzündung der Nieren (der parenchymatösen consekutiven Nephritis).

Wie bei der letzteren die Quellung des Parenchyms durch seröses Infiltrat die Ursache abgiebt, warum die Epithelien desquamiren, so auch bei der in Rede stehenden Lungenentzündung. Muss nun bei der catarrhalischen und croupösen Pneumonie der Schwerpunkt der Vorgänge in der quantitativen und qualitativen Aenderung des Secretes gesucht werden, so liegt im Gegentheile bei der Desquamativ-Pneumonie der Hauptwerth in der Quellung des gefässhaltigen Stroma's, der Alveolarwände und des interstitiellen Gewebes, von einem besonderen Secrete ist keine Rede.

Du erkennst hierin die Differenz gegenüber von Catarrh und Croup und weisst nun auch den Grund der als richtig erkannten Bezeichnung „parenchymatöse Pneumonie“. Und dennoch ist die Benennung „Desquamativ-Pneumonie“ vorzuziehen, weil sich die Veränderungen an den Epithelien leicht erkennen und studiren lassen, im Gegensatze zu denen des Parenchyms. Eine wichtige Eigenthümlichkeit ist aber die, dass Eiterkörper fast gar nicht unter das mikroskopische Gesichtsfeld kommen und wenn sie denn in höchst untergeordneter Weise aufgefunden werden, so sind sie in das Präparat stets nur übertragen von der etwa gleichzeitigen catarrhalischen Bronchiolitis. Ebenso fehlen die

Faserstoffpfröpfe innerhalb der Vesikeln und Bronchiolen und fehlt in der Regel auch jede Pleuritis. Gerade in diesen Momenten beruht die Verschiedenheit von catarrhalischer und croupöser Pneumonie. Es scheint auch, dass in den meisten Fällen die Alveolarräume und Bronchiolen schon von Anfang an mit desquamirten Epithelien so ausgefüllt sind, dass die in Folge des sekundären Bronchialcatarrhes producirten Eiterkörper sich nicht rückwärts treiben lassen.

Die consekutive Desquamativ-Pneumonie kann in höheren Graden wohl eine Ursache des tödtlichen Ausganges des Allgemeinprocesses werden; er wird durch Insufficienz des Athmungsorgans unter Dyspnöe und Cyanose vollbracht.

Tödtet der Allgemeinprocess nicht und war die Lungenerkrankung von der gewöhnlichen, geringfügigen Intensität, so geht sie auf dem Wege transitorischer Fettdegeneration der abgestossenen und noch später sich abstossenden Epithelien, durch Regeneration derselben unter gleichzeitiger Abnahme der Hyperämie und Schwellung in volle Genesung über — verhält sich also ganz so wie das Herz, die Leber, die Nieren etc. in ihrer Theilnahme an den in Genesung übergehenden Allgemeinprocessen.

Tödtet die allgemeine Krankheit nicht, war aber die Lunge ausnahmsweise heftig ergriffen, so dass die Vorgänge in ihr nicht einfach rückgängig werden konnten, so verharrt das Leiden für eine längere Zeit, ehe die Kräfte des Körpers es zu bewältigen im Stande sind.

Man hat in einem solchen Falle eine chronische Fettdegeneration vor sich, welche ich aber zu beschreiben unterlasse, einestheils, weil das Verhalten einer damit behafteten Lunge aus dem Vorhergehenden schon erhellt, anderntheils, weil sie bei consekutiver Desquamativ-Pneumonie selten, dagegen bei der durch grössere Verdichtung unterschiedenen zweiten Art der Desquamativ-Pneumonie häufiger ist, woselbst ich darauf zurückkommen werde.

Einen anderen, sich aus der consekutiven Desquamativ-Pneumonie herausbildenden Zustand, der früher wahrscheinlich mit dem Worte hypostatische oder catarrhalische Pneumonie abgethan wurde, habe ich schon im Jahre 1857 (Virch. Arch. XI. p. 275) geschildert und ihn akute Lungenatrophie genannt. Ich muss mir erlauben, den wesentlichen Befund wiederholt zu berühren: „Pleura nicht adhärent, vollkommener Luftmangel im Lungengewebe, ungewöhnliche Schlaffheit neben bedeutender Durchfeuchtung, glatte Schnittfläche, braunrothe mit etwas Grau gemischte Färbung, mehr oder weniger dichte Consistenz, cylindrische Erweiterung und gegenseitige Näherung der knorpellosen Bronchien, mit livider Röthung ihrer Schleimhaut.“

Die mikroskopische Untersuchung ergab, dass neben dem Mangel von Eiterkörpern und Fibrinpfröpfen die Hauptveränderung in den Lungenepithelien lag und zwar unter unläugbarster Analogie mit der ausgebildeten akuten Leberatrophie Rokitansky's; diese Epithelien waren zerstört, die Alveolen mit ihren molekulären Resten, sowie mit etwas albuminöser Flüssigkeit gefüllt, durch Austreibung der Luft atelektatisch. War auch in keinem Falle eine pleurale Synechie vorhanden, so war doch die Kraft der einfachen physiologischen Adhäsion der Rippen- und Lungenpleura so gross, dass sie bei der angeführten Volumabnahme des Lungenparenchyms die Wandungen der Luftröhrenäste zu überwinden und ihr Kanallumen zu erweitern vermochte.

„Eine Verschiedenheit von akuter Leberatrophie dürfte nur darin begründet sein, dass in Folge der Einwirkung der atmosphärischen Luft die zerstörten Lungentheile einer Erweichung und saueren oder fauligen Zersetzung unterworfen und so die pulpösen Brandherde im Umkreise der Bronchien hergestellt wurden.“ —

Endlich will ich noch eine besondere Form von Lungenentzündung einschalten und zwar einestheils desswegen, weil sie ebenfalls consekutiv, d. i. im Gefolge von schwerer aber bestimmter Allgemein-Erkrankung, nämlich von pyämischer Infektion auftritt, anderentheils, weil ihre Exsudate nicht minder parenchymatös sind, dem Zuge der interlobulär und subpleural sich ausbreitenden Lymphgefässe folgen. Sie zeigt gegenüber der Desquamativ-Pneumonie den gewichtigen Unterschied, dass sie mit Eiterbildung einhergeht. Sie ist die purulente Interlobular-Pneumonie (die Pneumonia dissecans Rindfleisch's, lymphangitische Pneumonie). Trübe, schmutzig-gelbe Schwellung des bindegewebigen Trägers der Lunge, Eiterinfiltrat, d. h. reichlicher Austritt von farblosen Blutkörpern oder gehinderte Weiterbeförderung der Lymphkörper, rascher Zerfall derselben, bilden die wesentlichen, anatomischen Merkmale. Die Unterscheidung von anderen eiterigen Entzündungen ist erleichtert, wenn man berücksichtigt, dass die Interlobulär-Pneumonie einen Herd für pyämische Infektion voraussetzt, dass sie unmittelbar den Eindruck des Lobären macht und zwar dadurch, dass sie eben nicht wesentlich in der Bronchialwand sitzt und beginnt, und von da aus erst gegen das Parenchym vordringt, sondern gleich von vornherein zwischen den Läppchen des letzteren in diffus verwischten, netzartig verbundenen Linien, die Pleura gewissermaassen in Felder eintheilend, sich niederlässt, dass sie keine Fibringerinnsel oder Eiter in die Lichtungen der Alveolen absetzt, sondern nur deren Epithelien zur Degeneration und Abschuppung veranlasst.

Der Process wird am häufigsten bei Neugebornen angetroffen, welche von den puerperal erkrankten Müttern pyämisch inficirt worden waren. Er kömmt indess auch bei Erwachsenen vor, welche an Pyämie starben. Ich habe sie vom Uterus und der Vagina aus nach Aetzungen mit ferrum candens, von Ostitis der Tibia aus einige Male beobachtet, ja genauer genommen ist jede pyämische Pleuritis, welche nicht von embolischen Infarkten abhängt und bei welcher die der Pleura zunächst liegenden Schichten des Alveolarparenchyms theilnehmen, als lymphangitische Interlobularpneumonie anzusehen.

Dass der Tod nicht allein wegen der Lokalerkrankung, sondern vielmehr aus allgemeinen Gründen zu Stande kömmt und wohl immer eintritt, brauche ich kaum zu erwähnen; auch kaum, dass aus denselben Gründen manchmal eine Mischung von consekutiver Desquamativ-Pneumonie mit catarrhalischer oder croupöser Pneumonie zu sehen ist und im Unterlappen noch besonders die Wirkung der Hypostase sich mit dazu gesellt.

Ich habe in der Klinik für Geburtskunde (Hecker und Buhl, I. B. p. 263) eine genaue Beschreibung davon, wie sie bei Neugebornen erscheint, gegeben und will dieselbe zur Auffrischung Deines Gedächtnisses kurz wiederholen.

„Die Krankheit dehnt sich gewöhnlich über ganze Lappen in beiden Lungen oder nur in einer aus, ergreift den einen oder anderen Lappen vorwiegend oder in entwickelterer Weise von der Lungenwurzel aus nach rückwärts und unten und schreitet dann von da nach vorn und aufwärts vor.

Die entschieden infiltrirten Theile sind luftleer, verlieren sich aber in luftarme, ödematöse Theile. Ihr Luftgehalt ist stets sehr gross, die Farbe dunkelroth, ins schmutzig-bräunliche ziehend, sie fühlen sich dichter, derber, compakt an, ihr Gewebe ist brüchiger, selbst ausserordentlich weich, eitrig-jauchig geschmolzen. Von der Schnittfläche quillt eine trübe, schwarze, bräunlich-rothe Flüssigkeit ab, welche mikroskopisch neben wohl erhaltenen Blutkörpern dem grössten Theile nach aus Molekulen, Körnerzellen und Resten von zerstörten Blut- und Eiterkörpern (farblosen Blut- oder Lymphkörpern) besteht. Der Pleuraüberzug fühlt sich klebrig an durch ein fadenziehendes blutigseröses Exsudat; er ist gequollen, brüchig, leicht abziehbar. Er ist ferner trüb durch eine Beimengung von Grau und Gelb, insbesondere sind diese Farben in Streifen und Netzen aufgetragen, welche unverkennbar die Interstitien zwischen den einzelnen Lungenläppchen bezeichnen. Die Lungenoberfläche erscheint auf diese Art gitterförmig, wie in polyedrische Felder getheilt, deren Zeichnung durch stärkere oder feinere, meist verwischte gelbgraue Contouren und Marken auffällt. An den Stellen der Jaucheherde ist die Pleura manchmal blasenartig emporgehoben.

Das Interlobulargewebe ist also offenbar der Hauptsitz der Infiltration, welche unstreitig von dem mediastinalen Bindegewebe um die Brustaorta längs der Intercostal- und insbesondere der

Bronchialarterien sich gegen die Lungenwurzel und zwischen die Lobuli und Lobi der Lungen ausbreitet.

Die Krankheit verdient daher den Namen einer akuten purulenten Interlobularpneumonie.

Da ein festeres Exsudat innerhalb der Lungenbläschen nicht vorhanden ist, so wäre es daher falsch, die aus pyämischer Infektion hervorgegangene Pneumonie mit croupöser Pneumonie zu identificiren. Die Lungenbläschen werden vielmehr durch das subpleurale und interlobuläre Infiltrat nur comprimirt, auf diese Weise auch hyperämisch, hämorrhagisch oder mit serös-blutigem Transsudat gefüllt, wobei die Epithelien zerfallen und das elastische Balkengewebe ebenfalls jauchig erweichen kann."

Fünfter Brief.

Nach der kurzen Abschweifung von meinem Hauptthema, zu welcher mich die pyämische Interlobularpneumonie veranlasst hatte, kehre ich wieder zur Desquamativ-Pneumonie zurück, von welcher ich bis jetzt nur den niedersten Grad, die consekutive Form, besprochen habe.

Die zweite, wohl interessanteste Form, zugleich der zweithöhere Grad unserer Krankheit, ist im Gegensatze zu der erörterten eine primitive Entzündung und dürfte den Namen

genuine Desquamativ-Pneumonie

verdienen. Sie prägt sich in viel entschiedeneren und intensiveren Merkmalen aus.

Wenn ich mir erlauben darf, auch hier die Parallele mit den Nierenerkrankungen zu ziehen, so verhält sich die genuine Desquamativ-Pneumonie zur consekutiven, wie der ächte Morbus Brightii zu den Nierenaffektionen bei schweren Allgemeinprocessen. Kein Kliniker und kein pathologischer Anatom wird Anstand nehmen, mit mir übereinzustimmen, dass trotz der minutiösen Aehnlichkeiten im akuten Beginne doch die beiden Verhältnisse in den Nieren nicht so auf's Geradewohl als identisch bezeichnet werden dürfen. Die heftigste Affektion der Nieren im Typhus gibt, wenn man vom Eiweissgehalte im Harne absieht, nicht im Entferntesten das Bild des Morbus Brightii und wenn auch zugegeben werden muss, dass man als Nachkrankheit allgemeine Wassersucht auf Grundlage der Nierenveränderung beobachten kann, so kömmt diess doch unter 300 Typhusfällen, welche mit Tod ausgingen, vielleicht nur 1—2mal vor und ist diese ungemeine Seltenheit schlagend genug und das Auftreten und der weitere Verlauf ganz anders, als bei ächtem, zu Granulirung führendem Morbus Brightii.

Gerade so verhält es sich mit der genuinen Desquamativ-Pneumonie. Sie trägt nicht nur von vornherein das Gepräge einer eingreifenden Lungenerkrankung, sondern gibt auch zu den wichtigsten Ausgangsveränderungen Anlass. Sie ist, was der ächte Morbus Brightii, was ebenso die Myocarditis, die akute Leberatrophie ist, nicht bloss Theilerscheinung, sondern der in den Lungen lokalisirte Ausdruck einer Allgemeinkrankheit.

Zur Untersuchung erhält man gewöhnlich ein vorgerückteres Stadium (nach 4—6 Wochen der Dauer oder noch später), da die Krankheit in ihren Anfängen nicht zu tödten scheint. In dieser Zeit sind aber ihre Merkmale so scharf und prägnant gezeichnet, dass es mich immer wundert, wenn andere Beobachter noch keine Notiz von ihr genommen haben.

Die anatomischen Merkmale der genuinen Desquamativ-Pneumonie sind im Vergleiche zu denen der consekutiven bei Weitem charakteristischer. Sie kann wohl nur auf einen Lappen einer Lunge beschränkt sein und ist dann der ergriffene gewöhnlich der Oberlappen. Oder sie befällt die eine, aber ganze Lunge; diess ist schon viel häufiger und ist dabei der Oberlappen gewöhnlich stärker betheiligt, als der untere. Oder sie befällt beide Lungen nur in den obern oder in allen Lappen und ist dann die Erkrankung der einen Lunge gewöhnlich nur intensiver als die der anderen. Fast immer aber ist also der Prozess in den oberen Theilen weiter entwickelt und sein Vorschreiten von oben nach abwärts deutlich, obwohl in recht akuten Fällen alle Theile wie mit einem Schlage ergriffen scheinen.

Der gleiche Grad, die gleiche Zeitdauer ist daher in den verschiedenen Lappen selten zu beobachten.

In Fällen von einer Dauer von 6—8 Wochen findet man: Das Volum der kranken Lunge oder des kranken Lappens und das Gewicht bedeutend vergrössert, die Oberfläche glatt, mattglänzend oder mit desmoidem Faserstoffe überkleidet oder durch fertiges Bindegewebe adhärent; die Pleura selbst gequollen, da und dort mit Ecchymosen, insbesondere auf den Unterlappen versehen. Weder bei der Herausnahme der Lunge aus dem Thorax, noch nach dem Durchschneiden collabirt das Parenchym, die Elasticität desselben erscheint gehemmt oder aufgehoben, das Gewebe bleibt starr. Trotzdem ist die Brüchigkeit sehr vermehrt und nimmt mit der Dauer zu. Die Schnittfläche zeigt vor Allem die lobäre, diffuse Ausbreitung der Affektion, mehr oder weniger verminderten, stellenweis selbst aufgehobenen Luftgehalt und eine schwache Granulirung, jedoch in umgekehrter Weise wie bei croupöser Pneumonie. Während die Granulationen bei Croup durch die Faserstoffpfröpfe gebildet werden, welche aus den Lichtungen der Alveolen heraustreten, ja gewissermaassen herausgedrückt werden, da das durchschnittene ödematöse Interalveolargewebe Wasser abgibt und die elastischen Fäden desselben sich retrahiren, bilden hier vielmehr die durch beträchtliche Quellung und gebundenes Infiltrat starren, verdickten interalveolaren Parenchymtheile die granulösen Erhabenheiten zwischen den eröffneten und durch den Messerzug entleerten Alveolen. Der Blutgehalt ist meist bedeutend. Je länger der Vorgang schon gedauert hat, um so mehr ist auch Pigment in Körnerform abgelagert. Die Farbe des Gewebes wird dadurch schiefergrau, selbst schwarz. In manchen Fällen sieht man die Brüchigkeit so bedeutend werden, dass es zu wirklicher diffuser Erweichung kömmt. Die letztere kann den grössten Theil eines Lappens einnehmen. Trotz der beträchtlichen Quellung lässt sich, weil das Infiltrat, wie erwähnt, an das Gewebe fest gebunden erscheint, von der Schnittfläche durch Abstreifen nur eine spärliche Menge gelatinöser Flüssigkeit gewinnen, welche blutig und trüb ist durch die Beimischung zahlloser zelliger Elemente. Dieses Infiltrat bildet den Hauptunterschied von der consekutiven Desquamativ-Pneumonie, welche nur eine Durchtränkung mit Serum zeigt. Das Exsudat der genuinen Desquamativ-Pneumonie ist von plastischem, produktivem Charakter. Untersucht man mikroskopisch, so erkennt man vorerst fast lauter abgestossene Epithelien, nicht nur den Alveolen, sondern auch den feineren Bronchien angehörig und diese Räume ausfüllend — oft, wie gesagt, bis zur Luftleere. Die Epithelien befinden sich in starker Fettdegeneration, d. h. die Zellen sind gross, ausgedehnt durch einen Haufen Fettmoleküle, die den Kern verdecken, sie sind zu Körnerzellen verwandelt. Manche von ihnen enthalten braunes oder schwarzes körniges Pigment. Eiterkörper, Schleim oder Gerinnsel fehlen vollständig. Die Fettdegeneration kann bis tief hinunter in den Bronchien selbst bis in den grössten, ersten Verzweigungen angetroffen werden. Je ausgedehnter diess ist, um so mehr hat man es auch in den Bronchien anstatt mit Catarrh nur mit Desquamativ-Entzündung zu thun, d. h. es wird das catarrhalisch vermehrte, schleimige, eiterkörperhaltige Secret mehr oder weniger vermisst und anstatt dessen ein gelatinöses, eiweissreiches Fluidum gefunden, in welchem die abgestossenen fettigen Flimmerzellen suspendirt sind.

An jüngeren Stellen sieht man mehr die Anfänge der beschriebenen Veränderungen, namentlich ist die Vergrösserung und Luftarmuth, die Brüchigkeit, die Pigmentirung und die Fettdegeneration geringer, der Blutgehalt dagegen grösser; von Erweichung und Luftleere ist noch keine Rede.

Diese Befunde sind für das Krankenbett von grosser Bedeutung; denn sie geben dem Auswurfe einen bestimmten, untrüglichen Charakter. Schon in der ersten Woche, in welcher wegen des Fiebers, wegen allseitigen Knisterrasselns, etwas leeren, manchmal deutlich tympanitisch klingenden Perkussionsschalles, gemischten oder selbst bronchialen Athmens, wegen blutigen Auswurfs, die Krankheit mit croupöser Pneumonie verwechselt werden könnte, lassen sich durch die mikroskopische Untersuchung der Sputa sichere Merkmale dafür gewinnen, dass man es weder mit catarrhalischer noch croupöser Pneumonie, sondern mit Desquamativ-Pneumonie zu thun habe; denn weder bei catarrhalischer noch bei croupöser Pneumonie gerathen die Alveolarepithelien in solcher Menge in den Auswurf und mischen sich gar Flimmerzellen darunter. Je länger die Krankheit dauert, um so mehr Epithelien und Körnerzellen finden sich, um so mehr ist die Fettdegeneration vorgeschritten, um so eher sind die Zellen auch pigmenthaltig. Freie Fettmoleküle, freie Zellenkerne, aus Zerfall hervorgegangen, fehlen natürlich nicht.

Mit der Dauer tritt noch eine bemerkenswerthe Degeneration auf, die myeline, welche ebenfalls in den Alveolarepithelien Platz greift. Die vergrösserten, abgerundeten Epithelien werden nämlich ebenfalls zu Körnerzellen, allein sie sehen ganz anders aus, als die Fettkörnerzellen; letztere geben durch den breiten Schatten der Contouren ihrer nur im Mittelpunkte stark leuchtenden Moleküle bei schwacher Vergrösserung den Eindruck von dunklen, schwarzen Körpern, die Myelinkörner dagegen sind mattglänzend, ihre Contouren zart, schwer sichtbar, und stellen die Zellen daher ebenfalls äussert blasse, helle Körperchen dar. Aus der Menge der Myelinzellen und des freigewordenen Myelins im Auswurfe kann man auf die im geraden Verhältnisse stehende mehr oder weniger lange Dauer des Prozesses annäherungsweise schliessen, wenn man etwa die betreffenden Kranken nicht von Anfang an beobachtet haben und die Anamnese mangelhaft sein sollte.

Die Lungenepithelien zeigen noch ein weiteres Merkmal, nämlich eine Proliferation der Kerne (nicht wie bei Croup endogene freie Eiterkörperbildung), ebenso gewahrt man jüngere Formen durch die verschiedene Grösse und Gestalt ausgezeichnet, lauter Momente, welche man als Regeneration, selbst als wuchernde Regeneration auffassen kann.[1]) Durch diese plastische Thätig-

[1]) Der Fall von Hypertrophie und epithelialer Hepatisation der Lungen, welchen Thierfelder und Ackermann beschreiben, war offenbar eine in das chronische Stadium übertretende reine genuine Desquamativ-Pneumonie.

keit ist die Desquamativ-Pneumonie schon zu Anfang charakterisirt, während bei Croup die Regeneration erst den Schluss- und Heilakt des Prozesses darstellt. Unter die Regenerationsformen sind ferner auch die Stern- und Spindelzellen verschiedener Entwicklnng und Ausbildung zu rechnen, die man durch Abstreifen von der Schnittfläche gewinnen kann. Sie enthalten wie die Epithelien hie und da Pigmentkörner. Die Hauptmasse des schwarzen Pigmentes, das manchmal so reichlich ist, dass man an Siderosis (Ablagerung von Eisenoxydoxydul) oder an Anthrakosis zu denken gezwungen ist, welche letztere sich jedoch durch die nur molekuläre Form und Grösse des Pigmentes, durch die chemischen Eigenschaften und an etwa grösseren Bröckchen durch den Mangel derjenigen botanischen Merkmale abweisen lässt, welche verkohlten Pflanzen, insbesondere Holztheilen, zukommen, sitzt jedoch in Molekülen im succulenten Lungengewebe selbst und kann man auch da und dort an den Wandungen der feineren Blutgefässe eingelagerte braune oder schwarze Pigmentkörner entdecken. Das Gerüste wird ferner, wie schon der Befund an Stern- und Spindelzellen andeutet, durch neue Bindegewebeanlagen verdichtet und sieht man desshalb in grösseren Bindegewebszügen eine wechselnde Streifung weisser nnd schwarzer Färbung, namentlich zeichnet sich das verdichtete peribronchiale Gewebe durch weisse Farbe aus.

Diese Verhältnisse (Starrheit des Parenchyms, Pigmentirung, Proliferation des Bindegewebes und der Epithelien) deuten viel schärfer, als es bei der consekutiven Desquamativ-Pneumonie der Fall war, auf parenchymatöse Vorgänge hin und würde die genuine Desquamativ-Pneumonie den Namen parenchymatöser Entzündung wohl noch mehr, als jene verdienen. Gleichwohl scheint es mir passender, die Bezeichnung „desquamativ“ zu belassen, da auch die Diagnose am Krankenbett durch die Mikroskopie des Desquamirten, wie bei dem Morbus Brightii, einzig und allein zu stellen ist.

Die Blutgefässe sind in der Regel etwas ektatisch; diese Capillarektasie, die Pigmentbildung und die Verdichtung lassen auf den ersten Blick eine Analogie mit brauner Induration zu. Allein eine Verwechselung dürfte kaum zu erwarten sein, da die bedingende Herzkrankheit fehlt, das plötzliche entzündliche Auftreten und Ablaufen, die schwarze (anstatt rothbraune) Pigmentirung, die vorwiegende Fettdegeneration, die myeline Degeneration der Alveolarepithelien, die namentlich peribronchiale Verdichtung, die weisse Farbe dieser, die nur auf den nicht verdichteten Abschnitt beschränkten Capillarektasie und zwar von nur mässigem Grade hinreichende Anhaltepunkte zur Diagnose darbieten.

Heftige Athemnoth, Cyanose, Husten begleiten die beschriebene Lungenerkrankung, sekundäre Fettdegeneration in fast allen Organen des Körpers, insbesondere des Herzens unter Erweiterung desselben, führen zum tödtlichen Abschlusse.

Ich habe früher (Virchow's Arch. 1859) Rokitansky's Lungenhypertrophie auf braune Induration zurückzuführen versucht; vielleicht hat derselbe Forscher auch die in's chronische Stadium übergetretene genuine Desquamativ-Pneumonie unter jene Rubrik subsumirt.

Die Aerzte fassten die Fälle am Krankenbette bisher je nach ihrem Standpunkt in verschiedener, jedoch kaum in richtiger Weise auf. Leider gibt es nur Wenige, welche von dem Sektionsergebnisse so frappirt werden, dass sie einsehen, ihre Ansichten seien einer Reform bedürftig.

Bei der consekutiven Desquamativ-Pneumonie habe ich unterlassen, der Alveolarepithelien als Endothelien Erwähnung zu thun; es wäre diess von untergeordneter Bedeutung gewesen. Näher lag es, ihrer bei pyämischer Interlobularpneumonie zu gedenken; allein der Sitz pyämischer Erkrankung ist mehr das interstitielle Bindegewebe, nicht das Alveolarparenchym, wenigstens nicht von Anfang an. Erst bei genuiner Desquamativ-Pneumonie tritt der Zusammenhang und die Analogie der Bindegewebkörper, Lymphgefässendothelien und Alveolarepithelien so deutlich hervor, dass man die Abschuppung der letzteren nicht allein von der Quellung der Alveolarwand ableiten kann, sondern als die Proliferation und Degeneration gleichartiger Gewebselemente ansehen muss.

Wenn ich bis jetzt die Desquamativ-Pneumonie als eine zum Tode führende akute Entzündung beschrieben habe, so ist es doch nicht meine Meinung, dass sie immer tödtet. Ich habe im Gegentheil aus Beobachtungen am Krankenbette, wo mir neben dem eigenthümlichen Ablaufe und den physikalischen Symptomen die mikroskopische Untersuchung des Auswurfes die Diagnose ausser Zweifel stellte, die Ueberzeugung erlangt, dass sie wie der ächte Morbus Brightii und vielleicht ebenso selten, doch in volle Genesung übergehen könne. Häufiger ist es der Fall, dass da, wo der Tod nicht eintritt, entweder durch einen schleichend vorschreitenden oder unter öfteren Recidiven sich rascher bewegenden Verlauf bleibende und unbezwingliche Veränderungen gesetzt werden, welche, obwohl sie aus einem und demselben Grundprozesse sich entwickeln, sich desshalb untereinander combiniren, doch eine besondere Betrachtung erheischen.

Dahin gehört zunächst die chronische Fettdegeneration, deren ich schon bei der consekutiven Desquamativ-Pneumonie Erwähnung that. Sie ist nicht nur der fortgesetzte Zustand der beschriebenen genuinen Desquamativ-Pneumonie weit über die Zeit hinaus, in welcher man noch von einem akuten oder subakuten Prozesse sprechen könnte, sondern unterscheidet sich auch einzelnen Veränderungen nach von diesen und den dauernden Formen der genuinen Desquamativ-Pneumonie. Ich habe Fälle von chronischer Fettdegeneration, über beide Lungen ausgebreitet, verzeichnet, welche eine Dauer von fast einem ganzen Jahre bis zum eingetretenen Tode unter den klinischen Erscheinungen von Lungenphthise nachweisen liessen.

War die Desquamativ-Entzündung nur auf Eine Lunge, oder nur Einen Lappen oder nur einen Theil eines Lappens beschränkt, was für die letztgenannten zwei Modalitäten in der Regel die oberen Lappen oder die obersten Parthien derselben waren, so blieb auch die chronische Fettdegeneration nur eine beschränkte. Sie wurde indess auch umschrieben, wo ein Theil der Entzündung vollkommen rückgängig wurde, der andere aber — meist dann der gegen die Lungenspitze zu gelegene — sich der Restitution widersetzte und in chronische Fettdegeneration verfiel.

Es lässt sich von vornherein erwarten, dass mit der längeren Dauer die Merkmale der allgemeinen Blutarmuth auftreten würden, welche auch in der erkrankten Lunge unter Abnahme der Capillarektasien sich widerspiegeln. Die in chronischer Fettdegeneration befindliche Lunge zeichnet sich demgemäss durch Blässe aus. Das Volum, das Gewicht nehmen trotzdem nur wenig ab, dagegen um so mehr die Pigmentirung in Folge von Resorption und Ausschwemmung, die Farbe wird ein lichtes Schiefergrau und sieht man in diesem etwas schattirten Grunde weissliche Punkte eingetragen, die wie aufgestäubtes Mehl aussehen. Die weisslichen Punkte sind nichts anders, als Alveolarräume, welche mit Häufchen fettig degenerirter Epithelien gefüllt sind. Der Luftgehalt ist nicht nur dadurch gering, sondern auch durch die immer noch bedeutende Quellung des Stroma's, (Rindfleisch's inveterirtes Oedem), welches obwohl etwas dichter doch unelastisch geblieben ist, nicht collabirt und brüchiger ist. Wie in den Epithelien sieht man da und dort auch eine den Spindelzellen des Parenchyms angehörige Fettdegeneration. Myelindegeneration in den Epithelien ist nebenbei mehr oder weniger vertreten.

Mit einem Nachstadium von croupöser Pneumonie könnte die chronische Fettdegeneration nur nach äusserer Aehnlichkeit verwechselt werden; die mikroskopische Untersuchung jedoch, welche bei croupöser Pneumonie immer noch Eiterkörper, wenn auch verändert, wahrnimmt, die fehlende Pigmentirung und Verdichtung, gäben in zweifelhaften Fällen die Entscheidung ab.

Sechster Brief.

Mein letzter Brief hat Dich in eine schwache Aufregung versetzt; Du klagst Dich an, in den gewöhnlichen Schlendrian der Praktiker hineingerathen zu sein und unter Pneumonie Dir keine andere vorgestellt zu haben, als die croupöse, obwohl Du wusstest, dass die sogenannte catarrhalische Pneumonie keine Seltenheit ist und obwohl Du durch mich häufig genug auf die Desquamativ-Pneumonie aufmerksam gemacht worden warst.

In finde in Deinen Worten eine grosse Genugthuung, denn sie beweisen mir, dass Du namentlich in Erinnerung bei meinen Demonstrationen gesehener Präparate gezwungen bist, die Desquamativ-Pneumonie in ihrer ganzen Bedeutung anzuerkennen, wozu Du bis jetzt in unserer Literatur freilich noch keinen Anlass gefunden hattest.

Du thust aber Unrecht, wenn Du glaubst, den Forschern seien die Befunde, welche ich für die Desquamativ-Pneumonie aufzählte, entgangen. Dem ist nicht so; Alle, welche sich emsig mit pathologischer Histologie beschäftigt und die Lungen zum Gegenstand ihrer Untersuchung gemacht haben (Virchow, Colberg, E. Wagner, Rindfleisch etc.), beschreiben und oft in detaillirter Weise jene Befunde und gebrauchen sogar bei ihrer Beurtheilung die Bezeichnung „Desquamation der Epithelien der Lungenbläschen" — stets aber unter der Bezeichnung: catarrhalische Pneumonie.

Wenn ich vielleicht auch am Frühesten darauf aufmerksam wurde, so kann ich doch heute in dieser Richtung nichts absolut Neues mehr mittheilen. Dagegen will ich mich bemühen zu zeigen, dass die bisherige pathologische Deutung als catarrhalische Pneumonie nicht die richtige war und suche ich eine neue Auffassung durchzusetzen, die genuine Desquamativ-Pneumonie als eigene Krankheit, wenn auch mehrgradig, in Geltung zu bringen und ihr die schwerwiegende Schuld aufzuladen, das Vorstadium und der Begleiter bedeutungsvoller, lebensgefährlicher Processe: der Lungenphthise und der Tuberkulose zu sein, sie mit diesen schon mehr oder weniger gekannten Zuständen in genetischen Zusammenhang zu bringen.

In meinem vorigen Briefe habe ich Dir bereits einen Ausgang der genuinen Desquamativ-Pneumonie, die chronische Fettdegeneration, vorgeführt, der nur mit dem Tode endigen kann. Mein heutiger Brief gilt einem zweiten Ausgange, der

Lungencirrhose (Corrigan's).

Habe ich schon hervorgehoben, dass die Schwellung des Lungengerüstes, der Alveolarwände, der interlobulären und interstitiellen Bindegewebzüge die Grundlage für die Desquamativ-Pneumonie abgebe, dass die Abschuppung jener Schwellung auf dem Fusse folge; habe ich ferner gezeigt, dass der graduelle Unterschied zwischen der consekutiven und genuinen Desquamativ-Pneumonie darin bestehe, dass bei ersterer die parenchymatöse Schwellung nur durch ein seröses, bei der letzteren aber durch ein mehr plastisches Exsudat, charakterisirt durch Proliferation der Alveolarepithelien und der Bindegewebkörper, bedingt werde, so drängt sich bei der Cirrhose der letztere Umstand, ich meine die Wucherung der Bindegewebkörper, so vollkommen in den Vordergrund, dass die superficiellen, epithelialen Veränderungen fast ausser Acht fallen.

Unter den mikroskopischen Befunden der genuinen Desquamativ-Pneumonie habe ich nämlich besonders hervorgehoben, dass man im akuten Zeitraume durch Abstreifen von der Schnittfläche aus dem gebundenen gallertähnlichen Infiltrate des Stroma's Spindel- und Sternzellen, die Wahrzeichen embryonaler Bindegewebs-Neubildung, gewinnen könne. Das Resultat der letzteren wird nun im chronischen Verlaufe zur Bindegewebs-Hypertrophie (Cirrhose) und bezeichnet der gewöhnliche Name: chronische interstitielle Pneumonie eigentlich nichts anderes als diesen Ausgang genuiner Desquamativ-Pneumonie.

Die Cirrhose wird dadurch für die Desquamativ-Pneumonie, um mich wieder meines Vergleiches zu bedienen, was die granulirte Niere für den genuinen Morbus Brightii, was die granulirte Leber für die parenchymatöse Hepatitis, was die Herzschwiele für die parenchymatöse Myocarditis ist.

Obwohl der Process schon frühzeitig mit den im vorigen Brief erwähnten geringfügigen Verdichtungen und gleichzeitiger Verkleinerung des Lungenvolums anhebt, spricht man doch erst dann von Cirrhose, wenn das Bindegewebe so zu sagen massenhafter neugebildet ist, wenn es wie eine fibröse Narbe oder Geschwulst erscheint, in welcher das Alveolarparenchym und die feinsten Bronchien eingeschlossen, obliterirt und untergegangen sind.

Unter den Spindelzellen befinden sich häufig auch Muskelzellen, ja manchmal scheint die ganze Hypertrophie eine muskuläre zu sein, so dass mir gerade dieses Verhältniss als ein gewichtiges Beweismittel für die Existenz von Muskelzellen im normalen Alveolarparenchyme (Moleschott, Piso-Borme) gilt. Für diese Fälle wäre die Bezeichnung muskuläre Cirrhose passend, um sie von der gewöhnlichen fibrösen Cirrhose abzutrennen.

Fibröses Bindegewebe ist dicht und derb, trocken, gefäss- und blutarm, und es wäre zu erwarten, dass es wie anderwärts auch in der Lunge eine weisse Farbe zeigen würde. Allein die Lunge besitzt ein Vorrecht für Pigmentbildungen und gerade bei Cirrhose wird auffallend viel Pigment eingeschaltet (desshalb „schieferige Induration“ von Rindfleisch genannt). Man sieht tintenschwarze Färbung an der Stelle des ehemaligen Alveolarparenchyms, und wechselt sie nur mit geradlinigen oder verästelten weissen, pigmentlosen Faserzügen, oder im Querschnitte gedacht, mit weissen Punkten und Sternchen, welche nicht dem Alveolargewebe, sondern den Scheiden der letzten Bronchialausläufer entsprechen (Peribronchitis fibrosa). Die Neigung zu Pigmentbildung kömmt den Lungen vielleicht aus chemischen Gründen zu, vorzugsweise aber desshalb, weil das respirirende Capillarnetz bei allen Hyperämien und entzündlichen Zuständen leicht ektatisch wird und so zu Durchtritten von Blutkörpern Veranlassung gibt, welche anfangs nur von den Epithelien aufgenommen, dann aber in den Lymphbahnen und Saftkanälen weiter transportirt werden, um endlich liegen zu bleiben.

Die Desquamativ-Pneumonie ist daher Ursache nicht nur der Verdichtung, sondern auch der schwarzen Färbung und gehört die letztere zu den Hauptcharakteren der Cirrhose. Nur eine besondere Art von Gewebsverdichtung gibt es, welche farblos oder vielmehr grau durchscheinend wird und selten allein, sondern in Begleitung der fibrösen schwarzen Cirrhose auftritt, die speckige Cirrhose (also die dritte Form). Die Capillaren und feinsten Arterienzweigchen, besonders aber die Gürtelgefässe der Alveolen sind glasig, gallertig aufgequollen, das sie bestreifende interlobuläre Bindegewebe verdickt durch celluläre Wucherung. Die speckige Umwandlung der Gefässwand ist ein Hinderniss für den Austritt rother Körperchen, folglich der Pigmentirung. Eine ganze Parthie Lungengewebe kann diese Besonderheit zeigen, manchmal eine confluente knollige Masse, manchmal ein strahliges, unterbrochenes Netz bildend, manchmal nur mikroskopisch nachweisbar den feinsten Gefässen allein nachziehend; es ist offenbar das Analogon der Speckniere, der Speckleber etc.

Ob die Speckdegeneration auch in der Lunge die gleiche allgemeine Beziehung habe, ob insbesondere Syphilis auf die allgemeine Constitution influirt habe, diese Frage habe ich mir oft vorgelegt und ist nur die Zahl der von mir daraufhin untersuchten Fälle zu gering, um eine genügende Antwort geben zu können. Doch ist immerhin erwähnenswerth, dass fast die Hälfte derselben acquirirte Syphilis nachweisen liess. Ob die andere Hälfte angeerbter Syphilis angehörte, vermag ich nicht zu entscheiden. Ich empfehle jedoch diesen Umstand Deiner Aufmerksamkeit.

Die Cirrhose beweist besser als jede andere Veränderung, wie die Desquamativ-Pneumonie sich von der Lungenspitze nach abwärts diffundirt und vorschreitet. In den Anfangsstadien ist dieses Verhältniss noch wenig ausgesprochen und scheint die Lunge im ganzen Umfange der Entzündung einen mehr oder weniger leichten Grad von Verdichtung, wie man z. B. es bei chronischer Fettdegeneration sieht, anzunehmen. Bald aber überwiegt die Stromazunahme in der Spitze und eilt immer mehr den tieferen Parthien voraus, gleichen Schritt haltend mit der Pigmentirung.

Da die Desquamativ-Pneumonie Recidiven eingeht, da sie manchmal nicht gleich von Anfang, sondern erst nach mehreren Recidiven und Nachschüben sich über weitere Strecken der Lungen ausdehnt, gewissermaassen fortkriecht, so kann der zeitliche Unterschied zwischen den Veränderungen in der Spitze und denen in den unteren Theilen bedeutend hervorspringen. Ja man findet manchmal, abgetrennt von der cirrhotischen Hauptmasse der Lungenspitze, nach abwärts hühnerei- bis haselnussgrosse fibröse schwarze Knoten, einzeln oder multipel vertheilt. Nach der Extension und dem Rückgange der Entzündung kann es auch der Fall sein, dass nur die Lungenspitze allein, oder dass ein Dritttheil oder die Hälfte des Oberlappens, sogar der ganze Oberlappen, selbst noch ein Theil des Unterlappens cirrhotisch wird. Einsame kleine Knoten in der Lungenspitze haben ein besonderes Interesse, weil sie häufig sind und sich wie ein Heilresultat der Natur ansehen. Nach einer Berechnung treffen 30,4 % der mit Cirrhose Behafteten auf solche mit Spitzencirrhose allein, während die in den chronischen Stadien von Desquamativ-Pneumonie Verstorbenen überhaupt in einer Ziffer von 45,25 % figuriren.

Obwohl die Umgrenzungen der schwarzen Knoten scharf umschrieben scheinen, so ist doch der Uebergang ins übrige Lungengewebe, wenn man genauer nachsieht, kein abrupter, sondern sie stehen mit letzterem mit sich verlierenden Bindegewebszügen in Zusammenhang.

Ich darf hier ein, wenn auch sehr seltenes, doch interessantes Vorkommniss nicht verschweigen. Die cirrhotischen Knoten können manchmal verknöchern und diese Veränderung schon beim Durchschneiden verrathen. Solche Knoten erscheinen wie feinporös, haben eine mehr weissgraue Farbe mit eingestreutem Pigment. Die Knochensubstanz verfolgt die fibrösen Züge und durchsetzt den Knoten in unbestimmten Punkten, Linien und Aesten nach allen Richtungen, enthält ächte Knochenkörperchen. Zwischen durch sind fettig zerfallene, selbst verkalkte Epithelien, die das grauweisse Ansehen verursachen.

Virchow hat ihrer in seinem Geschwulstwerke (II. Bd., p. 102) gedacht. Sie verdienen den Namen diffuse Lungenosteome zum Unterschiede von den ästigen, welche nur abgebrochenen interstitiellen Bindegewebshypertrophien entsprechen (s. meinen Artikel in den Sitzungsberichten d. b. Akad. d. Wiss. 1867).

Wie überall im Körper, wo embryonales Bindegeweb endlich in fertiges übergeht, werden die im Stadium der ersten Entwicklung sich etwa neu mitbildenden weiten Capillargefässe immer enger und gehen viele derselben sogar unter. Noch mehr werden von den ursprünglichen normalen Gefässen vernichtet, ja man kann sagen, oft das ganze frühere respirirende Capillarnetz geht verloren. Statt dessen sieht man ein spärliches Netz von der Anordnung wie eben in fibrösen Geweben. Mit dem Verluste der Alveolarepithelien trifft die Lymphgefässanfänge derselbe Untergang. Es ist diess das gleiche Ereigniss, wie bei granulirter Niere, bei granulirter Leber, bei welcher auch das für die Harn- oder Gallesekretion angelegte Gefässnetz untergeht. Im Vergleiche damit verhält sich die braune Lungeninduration ganz anders; hier besteht vielmehr eine capilläre Prolongation und Ektasie des Respirationsnetzes.

Auch die weiteren Consequenzen der capillären Obsolescenz sind bedeutungsvoll. Vorausgesetzt nämlich, dass die allgemeine Blutmenge kaum vermindert, also auch das für die Lungen im rechten Herzen angelangte und bestimmte Blut an Quantität kaum verringert ist, muss nach Maassgabe der Verkleinerung der Blutbahn im kleinen Kreislaufe der hämostatische Druck rückwärts, d. h. in den Lungenarterien, im rechten Herzen, im Gesammtvenensysteme ein entsprechend höherer werden uud Erweiterung hervorrufen, das Blut selbst aber wird in unzureichender Menge dem Gasaustausche unterworfen. Herzerscheinungen, Cyanose, Muskatnussleber, Stauungsnieren, Hydrops etc. lassen nicht auf sich warten.

Da die Lungencapillarität von zwei Seiten Blut empfängt, so wird der höhere Blutdruck sich auch in den Bronchialarterien fühlbar machen und eine sekundäre Bronchitis catarrhalis der grösseren Bronchialäste nach sich ziehen.

Das eben Auseinandergesetzte fällt in's Gewicht für die entschiedene Verneinuug der Frage, dass die Ursache von all den Zuständen, speciell von Cirrhose, eine gewöhnliche catarrhalische Bronchitis sei. Es wäre ein herber Verstoss, die Entwicklung und Ausbildung der Vorgänge anstatt vom Lungengewebe gegen die Bronchien, vielmehr von der Bronchialschleimhaut gegen das Lungenparenchym vertheidigen zu wollen.

Die der Desquamativ-Pneumonie zugehörige fettige und myeline Degeneration der Alveolar- und Bronchiolarepithelien wird bei vorschreitender Cirrhose etwas Weniges geändert. Einerseits werden von den Epithelformen und ihren Kernen nach und nach immer weniger, schliesslich nur mehr Reste aus Fettmolekülen bestehend, zu bemerken sein, die das Schwarz der Cirrhose zu einem lichteren Schiefergrau verwandeln. Die Fettmoleküle entsprechen in Häufchen gruppirt manchmal noch deutlich den früheren Alveolarräumen, manchmal aber in Streifen angeordnet der Wandung der früheren Gefässe und den Bindegewebkörpern oder den Muskelzellen der Alveolen. Anderseits kann die myeline Degeneration sehr überwiegend werden und habe ich hie und da, schon mit blossem Auge sichtbare, Ansammlungen von Myelin aus erweiterten Lobulis und Bronchiolen ausheben können.

Diese Fälle schliessen sich den Beobachtungen ven Friedreich (Virch., Arch. Bd. IX und X) und eigenen derselben Art an, wo in cirrhotischem, aber auch in braun indurirtem Lungengewebe ausser der Verstopfung feinerer Bronchien mit gelber Masse geschichtete Körper (Corpora amylacea) von $0,_{12}-0,_{02}'''$ D. zu sehen waren, deren Substanz gallertig, im Centrum und im Umkreise von krystallinischem Pigmente gefärbt und circulär und nach Radien zerklüftet war.

Es ist begreiflich, dass bei der Alveolar- und Bronchialobliteration Secrete in den zunächst daraus hervorgehenden Aestchen liegen bleiben, sich eindicken, verkäsen und verkreiden können, um so mehr, als secundäre Bronchitis besteht. Auf ein kleineres Gebiet solcher verästelter Bronchialröhren beschränkt, berührt dieses Verhältniss auch die sogenannte chronische fibrinöse Bronchitis, bei welcher der ästige Gerinnselinhalt ausgehustet werden kann. Durchschnitte cirrhotischen Lungengewebes können daher ausser den schon berührten Farben von Schwarz und Weiss der Faserung auch das staubig Graugelbe der Fettdegeneration, das Graugallertige von Myelin und Speckdegeneration, das Gelbweisse der käsigen und das Kreideweisse der versteinerten Herde, kurz ein granitähnliches Ansehen darbieten.

Die kleineren, umschriebenen cirrhotischen Knoten gehen anatomisch in continuirlicher Reihe in die Peribronchitiden und ätiologisch die diffuse, auf allgemeinen Ursachen beruhende Cirrhose in die gegen Lokalläsionen (durch Fremdkörper, catarrhalische Pneumonie etc.) reagirende Narbenbildung und Abkapselung über. Eine wissenschaftliche Abgrenzung ist in concreto nicht möglich.

Ich habe nun noch 2 Vorkommnisse hervorzuheben, welche bei der Charakteristik der Cirrhose nicht vergessen werden dürfen: die hypertrophische Bronchiektasie und die

Pleuritis. Bezüglich der Bronchien erwähnte ich bisher nur die Obliteration, den Untergang der feinsten und letzten Verästelungen, den secundären Catarrh und dessen Retentionsprodukte. An den Stellen nun, wo die compakte cirrhotische Masse sich nicht entwickelt, kann Bronchiektasie entstehen. Durch Entzündung eben gesetztes Bindegewebe nimmt nämlich durch seine Succulenz immer grössere Volumina ein, als das daraus hervorgehende fertige Bindegewebe, seine Vollendung aber besteht in Schrumpfung. Mag also die embryonale Neubildung des Bindegewebes noch so bedeutend gewesen sein und das Volum der erkrankten Lungenportion geschwulstähnlich überschritten haben, mit der Ausbildung der Cirrhose tritt eine Durchmesserverminderung nach allen Richtungen ein und wird einerseits eine concentrisch wirkende Kraft auf die Brustwand, andrerseits auf günstig gelagerte, nicht obliterirte Bronchien ein excentrisch wirkender Zug ausgeübt werden. Insbesondere werden die knorpellosen Bronchien diesen Zug verspüren und erweitert werden, und da ihre Wandung im gegenwärtigen Falle unmittelbar von cirrhotischem Lungengewebe umgeben wird, so ist die Bezeichnung „hypertrophische Bronchiektasie“ zum Unterschiede von der schon in einem früheren Briefe (pag. 21) erwähnten „atrophischen“ eine nothwendige geworden.

Was ich von Retention der Secrete bemerkte, gilt bei erweiterten Bronchien in erhöhtem Maasse. Von Seiten der Alveolen und Bronchien besteht eine elastische und contraktile Kraft nicht mehr, das Secret zu entfernen, die Vis a tergo fehlt, und nur wo die Wandung nicht allzu starr wurde, ist durch eine dem exspiratorischen Brechakte vergleichbare gewaltsame Compression der Lungen durch die Bauchpresse noch im Stande, einen Theil desselben auszustossen. Dass der Zutritt der Atmosphäre Zersetzung und Fäulniss des Secretes bedingt, brauche ich kaum hervorzuheben. Allein die chemisch-mechanische Wirkung des zersetzten Secretes ist nicht ohne Belang für die Schleimhaut eines ektatischen Bronchus. Baldigst wird das Epithel zerstört, die Schleimhaut verschorft, durch demarkirende

Eiterung abgestossen, das cirrhotische Lungengewebe liegt geschwürig entblösst den faulenden Substanzen an, es folgen neue Verschorfungen, neue Abstossungen, nun vom Lungengewebe selbst — kurz die hypertrophische Bronchiektasie ist zur chronischen Bronchialcaverne mit cirrhotischer Wand geworden, da mit Schorf, dort mit fetzigem Gewebe, da mit Granulationen und Eiter, dort mit glatter faseriger Schicht versehen, und nur selten finden sich noch Inseln mit intakter Schleimhaut und Flimmerepithel darauf vor. Diese bei Cirrhose vorkommende sekundäre Cavernenbildung ist von anderen Entstehungsweisen der Cavernen zu unterscheiden.

Kleinere abgeschlossene solche Cavernen werden also käsige und myeline, hie und da mit Cholestearin vermengte Massen enthalten; in grösseren mit offener Communikation nach aussen finden sich graugelbliche, faulige Massen, molekulär zerfallener Eiter, verschorfte und käsige Alveolarportionen (Cavernenbröckchen Schroeder v. d. Kolk), manchmal Blut beigemengt, manchmal fast unvermischtes, reines Blut, in noch grösseren wird der zurückgehaltene Inhalt zu einer geruchlosen oder fötiden salbenartigen Fettschmiere von grauer Farbe verwandelt, die aus Detritus, Magarinnadeln, Cholestearin besteht.

Ein ebenso grosses Interesse bietet die Pleura dar. Die interstitiellen Bindegewebszüge des Lungenparenchymes laufen nämlich subpleural aus und ist es begreiflich, wenn ich sage, dass die Quellung und Neubildung von Bindegewebe auch pleurale Theilnahme findet. Ist auch diese Theilnahme schon im akuten Zeitraume der genuinen Desquamativ-Pneumonie durch gallertige Aufquellung und Opalescenz, Verlust des Glanzes, sammtartige Mattigkeit der serösen Fläche zu erkennen, welch letztere erzeugt ist durch Veränderung des Epithels (Vergrösserung der Zellen zu enormen Dimensionen mit Proliferation entsprechend grosser Kerne), so tritt sie doch erst zur Zeit der Cirrhose entschiedener hervor. Die Epithelien degeneriren fettig und desquamiren — wie die Alveolarepithelien — und unter ihnen entwickeln sich embryonale, junge Capillaren enthaltende, villöse Bindegewebbildungen (desmoider Faserstoff s. Sitz.-Ber. der b. Akad. der Wiss. 1863). Bald kömmt es dabei zu Ausschwitzung reichlichen Serums (serös-faserstoffigem Exsudate), rein oder mit Blutung aus den zerreisslichen und zerrissenen neuen Capillaren (hämorrhagischem Exsudate), welches über die Vegetationen abfliesst und die Lunge comprimirt; bald aber und am häufigsten schliesst die Affektion mit bindegewebigen Adhäsionen der einzelnen Lungenlappen untereinander und der Lungenoberfläche mit dem Rippenfelle ab. Wie die Cirrhose ihre grösste In- und Extensität in den Lungenspitzen zeigt und von da nach abwärts abnimmt, so findet sich auch die pleurale bindegewebige Hypertrophie (der desmoide Faserstoff, die schwartige, schwielige Adhäsion) am bedeutendsten über den Lungenspitzen und verliert sich nach abwärts mehr und mehr. Während an den Lungenspitzen die Dicke der Adhäsionsmasse bis über 1 Cm. steigen kann, erscheint sie über den Unterlappen oft nur mehr spinnengewebig oder fehlt. Es ist offenbar, dass die Adhäsionsmasse nicht blos durch eigenes Wachsthum, sondern auch durch die cirrhotische Lungenschrumpfung vergrössert werden kann. Es wirkt hier, nachdem der Thoraxraum einer weiteren Verengerung nicht mehr zugängig ist, der Schrumpfungszug sichtlich von der Oberfläche der Lunge radiatim gegen die Lungenwurzel zu, derselbe Zug, welcher auch zu Bronchiektasie führt. Eine Verdickung der Pleura füllt den Raum aus, der sich ergeben würde. Wichtig ist dann die pleurale Desmoidbildung, besonders in der Gegend des Lungenhilus, da die grösseren darin befindlichen Gefässe und Bronchien umschnürt werden, einerseits Blutstauung, Blutung und Thrombosen, andererseits Respirationsbeschwerden mit neuem Anlass zu Bronchiektasien mit sich bringen.

Die Statistik älterer Veränderungen in Leichen, welche mein früherer Assistent Bollinger, nunmehr Professor in Zürich, auf meine Veranlassung hin unternahm (Deutsch. Arch. f. klin. Med. V. p. 142), ist im Stande, die Häufigkeit der Pleuraverwachsungen überhaupt und speciell der mit Lungenverdichtungen zusammenhängenden mit Zahlen zu belegen. Es ergab sich, dass 3/4 (73,25 %) der Leichen und zwar etwas mehr männlichen als weiblichen Geschlechtes (76,4 %: 68,2 %) mit Pleuraverwachsungen behaftet waren. Weitaus die grösste Zahl ward doppelseitig (62,2 % : 13,5 %) gefunden, die allgemeine Ursache der Krankheit documentirend. Eine besonders innige Adhäsion an den Oberlappen war in 26 %, deren sich wieder 33 % auf Cirrhose bezogen; dagegen war sie nur in 14 % allseitig und vollständig, wovon aber in 66 % cirrhotische Lungenverdichtung zugegen war. Auf der rechten Seite überwog die Ziffer der Adhäsionen in Bezug auf In- und Extensität.

Eine Verwechselung der pleuritischen Schwartebildung während der Ausbildung der Cirrhose mit einer primären chronischen comprimirenden Pleuritis wird leicht zu vermeiden sein. Abgesehen von dem Sitze (die Compression durch Pleuraexsudate im Unterlappen, die Cirrhose im Oberlappen) ist die ganze Beschaffenheit anders. Cirrhotisches Gewebe verliert verhältnissmässig wenig an Raum, besteht wesentlich aus fibrösem, schwarzem Gewebe; comprimirtes Lungengewebe ist dagegen stark reduzirt, einfach obsolet, die elastischen Bogen des Parenchyms unregelmässig zusammengequirlt, fast ohne Bindegewebhypertrophie. Bei Cirrhose ist Bronchiektasie nichts Nothwendiges, Essentielles, und wenn sie vorkömmt, meist nur den einen oder den andern Bronchialast treffend, von buchtiger Gestalt, häufig geschwürig; bei Compression dagegen ist die Bronchiektasie nothwendig, gleichmässig verbreitet, immer cylindrisch, die Schleimhaut intakt.

Nach diesen Gesichtspunkten lässt sich auch das zufällige Zusammenvorkommen, nämlich Compression cirrhotischer Lunge, beurtheilen.

Siebenter Brief.

An die chronische Fettdegeneration und die Cirrhose knüpfe ich

die käsige Pneumonie

an. Sie geht wie jene Vorgänge nur aus der ausgesprochenen genuinen Desquamativ-Pneumonie hervor, ist der höchste Grad derselben. Jene Formen genuiner Desquamativ-Pneumonie, welche keine käsige Veränderung zeigen, will ich zum Unterschiede von nun an immer „reine genuine Desquamativ-Pneumonie“ heissen. Wohl kann man auch die consekutive Desquamativ-Pneumonie in sehr seltenen Fällen käsig werden sehen, wobei ich zu bemerken nicht unterlassen will, dass ohne mikroskopische Untersuchung die Entscheidung, ob die gelbe Farbe nicht etwa dem Eiter von catarrhalischer Pneumonie oder von purulenter Peribronchitis (wovon im nächsten Briefe) oder dessen käsiger Umwandlung angehöre, kaum möglich ist. Noch einer differentialdiagnostischen Bemerkung will ich mich gleich Eingangs entledigen, da es nämlich am Sektionstische schon vorgekommen ist, dass die käsige Pneumonie mit Lungenkrebs verwechselt wurde. Es versteht sich von selbst, dass damit der sekundäre, in Knotenform auftretende Markkrebs nicht gemeint sein kann, wohl aber der primäre Cylinderepithelkrebs (oder vielmehr das papillöse und acinöse Epitheliom der Lungen) [1], der wirklich

[1] Wer Gelegenheit hat, ein solches primäres Epitheliom zu untersuchen, der wird sich augenblicklich davon überzeugen, wie himmelweit die vom ächten Epithel ausgehenden Bildungen verschieden sind von den bekannten endothelähnlichen Wucherungen, welche sich am Alveolarepithel ereignen. Das Epitheliom entwickelt an den Bronchialenden neue Hohlsprossen

auf den ersten Anblick täuschende Aehnlichkeit besitzt und nur durch weisse, statt gelbliche Farbe gegenüber der käsigen Pneumonie sich auszeichnet. Das Mikroskop benimmt allen Zweifel in raschester Weise. Ferner ist das diffuse Krebsinfiltrat, das bei genauer Untersuchung den Lymphgefässnetzen des Lungenparenchyms folgt, ebenfalls durch weisse Farbe und noch besonders durch die reichen subpleuralen Ramifikationen auffallend, vielleicht schon für käsige Pneumonie gehalten worden. Endlich wäre noch der lymphatisch-pyämischen Interlobularpneumonie Erwähnung zu thun, welche ich in meinem zweiten Briefe schon hinreichend charakterisirt habe; ein diagnostischer Irrthum scheint mir nicht denkbar.

Du weisst, dass man mit dem Worte „käsig" das Produkt einer Degeneration bezeichnet, welches unter gewissen Bedingungen in jedem Gewebe, sowohl in jedem normalen als in jedem pathologischem Gewebe sich einfinden kann. Unter käsiger Pneumonie kann man daher eigentlich nicht eine besondere Form von Lungenentzündung, sondern nur eine Pneumonie begreifen, welche dazu angethan ist, leicht in käsige Degeneration zu verfallen. Eine solche Pneumonie ist die Desquamativ-Pneumonie. Die nachweisbaren Veränderungen anlangend, ist die käsige Degeneration wohl nichts anderes als eine Fettdegeneration, welche aber von dieser desswegen abgetrennt werden muss, weil sie durch absolute Anämie und ständige Wasserresorption, also durch Blässe und Trockenheit ausgezeichnet ist, während der Begriff der eigentlichen Fettdegeneration unaufhörliche Durchströmung des Theiles mit Blut, sogar einen erhöhten Gehalt an Gewebsfeuchtigkeit verlangt.

---

aus noch flimmerlosem, manchmal deutlich geschichtetem Cylinderepithel, welche in das Lungenparenchym hineinwachsen, theils dasselbe comprimiren, theils es zur Resorption bringen, theils aber sich direkt in die Alveolarräume eindrängen, sie entsprechend erweitern und die Täuschung zulassen, als wären ihre Wände mit Cylinderepithel ausgekleidet. Wären die Alveolargänge ursprünglich epitheliale, acinöse Bildungen, so würden nicht die Bronchialenden, sondern die Buchten der Alveolargänge den Ausgangspunkt für das Epitheliom abgeben.

Jede Entzündung geht schliesslich in Fettdegeneration über; denn bei jeder Entzündung, diesem lebendigen Vorgange, ist Blutströmung und Schwellung ein wesentliches Merkmal und ist die Fettdegeneration nur das Resultat der entzündlichen Missernährung, zum Theile der Bemühungen, die veränderte gestörte Cirkulation und Ernährung wieder in den normalen Stand zurückzuführen. Käsige Degeneration aber heisst ein Vorgang im Abgestorbenen und hat einen ganz anderen Vorläufer, nämlich die Verschorfung. Diese entsteht überall da, wo rasch oder plötzlich ein Capillarbezirk durch irgend welche Ursache vom Blutstrome völlig abgeschnitten wird, so dass der Theil nothwendig zu Grunde geht. Verschorfung kann wohl neben Entzündung, ja im Entzündungsgebiete selbst eintreten, ist aber kein Glied der Entzünduug, sondern vielmehr Aufhören derselben, ihr Gegensatz, sie ist Tod (anämische Nekrose). Das nekrotische Gewebe nun ist es, welches käsig degenerirt; doch gehört dazu, dass es im Verbande mit dem lebendigen, blutdurchströmten Gewebe bleibt und mittelst osmotischen Austausches Veränderungen eingeht, die sich als Fettdegeneration und Wasserresorption geltend machen. Obwohl selbst unthätig, ist es doch von den nutritiven Thätigkeiten des Grenzbezirkes nicht ausgeschlossen und kann, je kleiner sein Umfang ist, um so eher bis auf das letzte Molekül aufgesaugt werden und verschwinden.

Ist schon das Schorfgewebe morsch, sieht es blass, gelblich aus, so treten diese Eigenschaften bei käsiger Degeneration noch mehr hervor: es wird das Gewebe zu einem mit gelbem mürbem Käse vergleichbaren Stoff verwandelt. Der Zeit nach ist die Verschorfung etwas akutes, dem akuten Stadium eines Processes Angehöriges; für die käsige Degeneration wird eine längere Dauer in Anspruch genommen, sie bezeichnet stets etwas Chronisches. Wo immer aber ein Gewebtheil abstirbt, da nisten sich Bakterien, deren Keime sich immer in unserem Körper befinden, ein und wäre der Theil nach aussen hin noch so abgeschlossen. So finden sie sich z. B. in jedem Gefässtrhombus — und nicht bloss bei puerperalen und pyämischen

Vorgängen —, auch in jeder thrombusähnlichen Auflagerung einer genuinen Endocarditis, ja sie erscheinen schon bei jeder bedeutenderen Verlangsamung des Blut- und Saftstromes, z. B. in Entzündungsherden, in den Gebieten venöser Stauung etc. Es ist also nicht Wunder zu nehmen, wenn man sie in den käsigen Massen trifft, wie schon v. Recklinghausen mitgetheilt hat. Sie erscheinen darin meist als Kugelbakterien (Mikrokokken) und kurze, gegliederte Stäbchen.

Wenden wir diese allgemeinen Sätze auf die käsige Pneumonie an, so werden die Vorgänge, welche sie ins Dasein rufen, klar werden.

Wir müssen zwei Stadien unterscheiden, vorerst ein akutes und dann ein subakutes und chronisches.

A. Im akuten Zeitraume

sieht eine Lunge folgendermaassen aus:

Sie ist an Volum und Gewicht vergrössert, zeigt auf dem Durchschnitte das überraschende Ansehen des rothen Phorphyrs, in welchem auf rothem Grunde weissgelbe, grössere, kleinere und kleinste Körner, isolirt und zusammengehäuft, eingelagert scheinen.

Der rothe Grund hat seine Farbe von dem Blutreichthum und ist meist dunkelroth, selten heller, fleischroth. Der Luftgehalt ist gering oder fehlt, und obwohl das Gewebe voluminös aufgequollen und brüchig ist, so sinkt es doch im Verhältnisse zu den weissgelben Parthien unter das Niveau der Schnittfläche ein und lässt durch Abstreifen eine beträchtliche Menge einer durchsichtigen, gallertartigen Flüssigkeit gewinnen (gallertige Infiltration, gelatinöse Infiltration Laënnec's), in welcher man neben rothen Blutkörpern grössere kugelförmige, oder abgeplattete, scharf contourirte, stark lichtbrechende, durchsichtige, durch feinkörnigen Inhalt hie und da gelbbräunliche oder graue, einen oder mehrere Kerne haltige Zellen (die gallertartig aufgequollenen, desquamirten und sich üppig regenerirenden Epithelien der Lungenbläschen) und ausserdem verästelte und spindelförmige Zellen in reichlicher Zahl beobachten kann.

Die weissgelben Einlagerungen sind bald wie isolirte Körner, von der Grösse feinsten Grieses, bald solche dicht zusammengedrängte Körner, wodurch bis erbsengrosse und grössere Conglomerate oder compakte Massen von unregelmässigem Contour und unbestimmter Begrenzung entstehen. Sie sind gelbe, trockene, morsche, luft- und blutleere Gewebstheile, welche vermöge ihrer Starrheit auf dem Durchschnitte nicht einsinken, sondern vorragen. Sie entsprechen je nach ihrer Grösse entweder einzelnen Lungenbläschen oder häufiger ganzen Lungenläppchen oder einem kleineren oder grösseren Convolute von Läppchen, ja selbst ohne Unterbrechung dem grössten Theile eines ganzen Lappens, besitzen aber selten scharfe Grenzen, sondern gehen meist in Punkten sich verlierend in den rothen Grund über.

Mikroskopisch untersucht, lösen sich die gelben Einlagerungen zu verschrumpften Alveolarepithelien oder zu Resten derselben (verkümmerten Kernen und Molekülen) auf, sowie zu nekrotischem Gerüste selbst und findet man daher in den Bindegewebzügen und Gefässmembranen mehr oder weniger Fettkörnchen, meist reihenweise eingestreut.

Eiterkörper oder Residuen von Eiterkörpern sind nirgends, höchstens in Spuren im Lungenparenchym wahrzunehmen, vielleicht höchstens aus den Bronchien übertragen.

Niemand wird verkennen, dass der rothe Grund unserer frischen genuinen Desquamativ-Pneumonie entspricht und dass die weissgelben Einlagerungen nur anämisch-nekrotische Parthien derselben darstellen.

Wodurch aber doch der merkwürdige Unterschied, wodurch entsteht die zu Nekrose führende absolute Capillaranämie? Ich erwähnte in meinem letzten Briefe, dass der Schwerpunkt des Vorganges bei Desquamativ-Pneumonie in der Quellung des gefässhaltigen Stroma's, der Alveolarwände und des interstitiellen Gewebes liege. Die Veränderungen in den Epithelien, ihre Desquamation seien, obwohl für den Untersucher am Krankenbette und an der Leiche das Markirtere, doch mehr das Sekundäre und hingen unmittelbar von der Veränderung im Lungengerüste ab.

Denke Dir nun die Quellung in gewissen gefässführenden Theilen sehr bedeutend und zunehmend, so kann ein Zeitmoment kommen, in welchen die Capillaren so comprimirt werden, dass sie vom Blutstrome umgangen werden. Da man es nicht bloss mit wässriger Quellung, wie bei Catarrh und Croup, wo aus dem verletzten Bindegewebe des Stroma's das Serum leicht abfliesst, sondern mit einem „gebundenen" gelatinösen, eiweissreichen, plastischen Infiltrate, mit Entwicklung von Spindel- und Sternzellen zu thun hat, so wird es Dir eher wunderbar vorkommen, dass die Desquamativ-Pneumonie nicht immer zu anämischer Nekrose führt, dass sie nicht immer diesen Verlauf und Ausgang nimmt. In der That, die reine genuine Desquamativ-Pneumonie, die Form, für welche ich *κατ' ἐξοχήν* diesen Namen reserviren will, ist gegenüber der Häufigkeit der käsigen Pneumonie eine grosse Seltenheit.

Es muss daher ein Grund vorhanden sein, dessen seltenere Abwesenheit die reine desquamative, und dessen häufigere Anwesenheit die käsige Pneumonie zur Folge hat, ein Grund, welcher daran nichts ändert, dass eigentlich beide Zustände nur Modifikationen und Gradationen einer und derselben Krankheit sind.

Dieser Grund ist ausser der embryonalen Bindegewebwucherung, welche die genuine Desquamativ-Pneumonie ohnediess schon auszeichnet, eine die feinsten Arterienzweige noch ausserdem begleitende, in ihrer adventitielen Scheide sitzende und diese wegen ungleichmässiger Mächtigkeit bald zu Höckern auftreibende, bald sich diffus verlierende und wieder diffus anhebende Zellenentwicklung mit wuchernden kleinen glänzenden Kernen.

In den weissgelben Einlagerungen ist die celluläre Wucherung nur im frischesten Zustande sichtbar zu machen wegen der alsbald auftretenden fettigen Moleküle; dagegen im rothen Gewebe, zumal in nächster Begrenzung der gelben Körner, kann man sicher sein, sie aufzufinden.

Es ist kein Zweifel, dass diese Zellenentwicklung, wenn sie auch anfangs noch so wenig deutlich sein sollte, es ist, welche die capillaren Arterien umgürtet und so die anämische Nekrose herbeiführt. Das Maass derselben gibt das Maass für die Ausdehnung der Nekrose ab und muss ich wiederholen, dass sie eben selten so gering ist, dass es bei reiner, d. i. nicht käsig werdender genuiner Desquamativ-Pneumonie bleibt. Sie ist auch Ursache, warum das „gebundene" Infiltrat viel dichter, gelatinöser ist und dass man desshalb nur bei käsiger Pneumonie auch die Bezeichnung „gelatinöser Pneumonie" gebraucht hat. Noch eine Benennung ist zu erwähnen: Die sogenannte weisse Pneumonie der Neugebornen neben Pemphigus. Es ist diese entschieden als käsige Pneumonie zu betrachten, denn das Lungengerüste ist mit wuchernden Bindegewebzellen, welche 2 — 3 Kerne erzeugen, infiltrirt. Die Alveolarepithelien sind einestheils in fettiger und myeliner Degeneration, anderntheils in regenerativer Wucherung begriffen, so dass man verschieden grosse Zellen findet. Doch ich wollte nur den Grund der käsigen Pneumonie, erstehend auf und aus Desquamativ-Pneumonie, angeben und werde später noch einmal auf die Bedeutung der beschriebenen Zellenentwicklung und auch darauf zurückkommen, mit welchem Rechte oder Unrechte man früher die gelben Einlagerungen Tuberkel, die ganze Krankheit tuberkulöse Pneumonie nannte. Ich selbst beschrieb früher den zu anämischer Nekrose führenden Prozess unter dem Namen Diphtheritis und gebrauchte ich damit eben nur die damals übliche Nomenklatur. In meiner Arbeit über Diphtherie (Zeitschr. f. Biologie III. p. 341) habe ich dagegen in Anbetracht der Thatsache, dass die Diphtherie eine eigenartige specifische Erkrankung sei, das Verwirrende durch den Vorschlag zu beseitigen gesucht, den Namen diphtheritischer Entzündung zu streichen — denn Verschorfung ist keine Entzündung — und anstatt seiner immer nur von Schorfbildung, anämischer Nekrose, trocknem Brande zu sprechen und den Grund der Verschorfung durch ein Beiwort zu bezeichnen. Gleichwohl wirst Du finden, dass ich schon damals (1856) das für die Pathologie des Vorganges Wesentliche richtig aufgefasst habe. Wir hätten somit im akuten Stadium der käsigen Pneumonie eine nekrosirende Desquamativ-Pneumonie vor uns, welche Bezeichnung unverfänglich wäre und den Zustand vollkommen charakterisiren würde.

Kein anderer Zustand sollte nunmehr mit der in Rede stehenden Krankheit zusammengeworfen werden. Wenn z. B. auch vom theoretischen Standpunkte aus nicht zu läugnen ist, dass käsige Degeneration bei catarrhalischer und in äusserst seltenen Fällen auch bei croupöser Pneumonie vorkommen könnte, so verdienen doch diese Entzündungen den Namen käsige Pneumonie nicht und zwar aus dem entscheidenden Grunde, weil bei Catarrh und Croup nicht das Lungengerüste selbst, sondern nur der Alveoleninhalt käsig würde, weil die besprochene Zellenentwicklung in der Scheide der capillaren Arterien, die Vermehrung von Spindel- und Sternzellen, das gelatinöse Infiltrat fehlte, weil der Alveoleninhalt fast nur aus Eiterkörpern nnd Schleim oder Faserstoff, und nicht aus desquamirten Alveolarepithelien besteht.

Weder aus catarrhalischer noch croupöser Pneumonie entwickelt sich käsige Pneumonie sondern diese entwickelt sich einzig und allein nur aus nekrosirender Desquamativ-Pneumonie.

B. Der subakute und chronische Zeitraum

ist charakterisirt durch rückgängige oder Ausgangsprocesse, welche jedoch nicht in allen Theilen der erkrankten Lunge in gleichem Grade auftreten. Während die weissgelben, anämischen Schorfstellen, wenn sie zur Grösse einer Erbse und darüber, heranreichen, stabil bleiben, nur ihre unbestimmten Grenzen und unregelmässigen Contouren verlieren und so in schärfer gezeichneten Herden sich abheben, sofort durch die vorschreitende Wasserresorption immer mehr einschrumpfen, also käsig werden: ist es der rothe Grund, der desquamativ entzündete Theil, welcher unter transitorischer Fettdegeneration in das normale Verhältniss und zwar vollkommen und rasch zurückgeführt werden kann.

Diess ist eine erste Möglichkeit des Ausganges, welcher um so eher auftritt, in je geringerer Menge und je grösseren Distanzen von einander die gelben Herde erschienen waren. Die Lunge enthält dann in übrigens ganz gesundem Gewebe käsige Gewebetheile in multipler Ausbreitung, welche deutlich einen Bronchiolus umkrönen.

Festhaltend an dem Begriffe und der Entstehungsweise des Lobären und Lobulären, wären diese multiplen käsigen Herde nur dem Anscheine nach, der Grösse nach lobulär, der Entstehungsweise nach aber lobär. Sie entsprächen wohl einem Büschel letztverästelter Bronchialreiserchen, weil die parenchymatöse Entzündung peribronchial stärker und wirksamer auftreten kann und wirklich auftritt, als interalveolär; aber sie hätten sich nicht von den Bronchialröhren, sondern vom Lungengewebe aus entwickelt. Im concreten Falle würde es allerdings unmöglich sein, bei dem Rückgange des zwischen den Herden liegenden Lungengewebes zur vollständigen Integrität die aus käsiger Pneumonie erübrigten Herde von den ächt lobulären zu unterscheiden.

Wenn Waldenburg in seinem ausgezeichneten Werke (die Tuberkulose etc. p. 164) behauptet: „es sei zur Evidenz erwiesen, dass die käsigen Herde niemals ein Stadium grauer Infiltration durchgemacht haben, vielmehr stünde es fest, dass sie aus ursprünglich dickflüssigem, später inspissirtem Eiter hervorgegangen seien,“ so muss ich trotz der bestimmten Versicherung widersprechen. Denn die in Rede stehenden käsigen Herde gehen im vorliegenden Falle aus Gewebschorfen hervor, welche niemals Eiter enthielten, auch kömmt dem Vorläufer der Verschorfung, der Desquamativ-Pneumonie, in der That eine graugallertige Infiltration zu, wie ich sie beschrieben habe.

Ich werde übrigens in meinem nächsten Briefe über ächt lobuläre, von den Bronchialröhren ausgehende käsige Herde der

Lungen berichten, welche aus Eiterinfiltrat hervorgingen und wahrscheinlich zur Verwechselung Veranlassung gaben. Diese haben mit käsiger Pneumonie nichts zu thun und ebenwenig mit catarrhalischer Pneumonie.

Geht die Desquamativ-Pneumonie zwischen den käsigen Herden nicht in völlige Integrität des Lungengewebes über — und diess ist der häufigere Fall —, so tritt eine zweite und dritte Möglichkeit des Ausganges ein: der für die genuine Desquamativ-Pneumonie auseinandergesetzte eigenthümliche Ausgang mit Verdichtung und Pigmentirung (Cirrhose) oder die chronische Fettdegeneration, welche letztere sich von der ersteren durch Blässe, Blutarmuth, geringere Verdichtung und schwache Pigmentirung des Lungengerüstes auszeichnet.

Wir können sofort eine Combination aller 3 Ausgänge der Desquamativ-Pneumonie zwischen den multiplen käsigen Herden wahrnehmen: Integrität, Verfettung, Verdichtung. Nun ist für die Beurtheilung in Bezug auf ihre diffuse lobäre Entstehung keine Schwierigkeit mehr gegeben. Sie sind nur die Wahrzeichen der ungleichen Vertheilung des cellulären Infiltrates, das hier zu anämischer Nekrose, dort zu cirrhotischer Verdichtung und an dritter Stelle zur Fettdegeneration führt. Ein Lungendurchschnitt bietet dann wieder das schon bei Cirrhose beschriebene überraschende Bild von granitähnlicher Farbensprenkelung dar. Dicht um die weissgelben käsigen Herde sieht man die schwarze Cirrhose und in dieser die peribronchitischen milchweissen Faserungen oder Punkte und zwischendurch überall die graugelbliche der Fettdegeneration. Fügt man dazu noch das eigenthümlich grau Durchscheinende der Speckdegeneration und hie und da die hyperämische Röthe, welche die in den käsigen Herden ausser Cirkulation gebrachten Bezirke durch collaterale Blutfülle erzeugen, so hat man wirklich ein reiches Gemisch von Farben vor sich. Nicht so selten ist es, dass ein Individuum, welches die einen oder anderen Merkmale der Desquamativ-Pneumonie an sich trägt, nicht an dieser, sondern an catarrhalischer oder noch häufiger an croupöser Pneumonie, die in den mehr oder weniger intakten Partien der Lunge, besonders der Unterlappen, Platz gegriffen hat, erkrankt, daran genest oder zu Grunde geht. Es dürfte keiner Schwierigkeit unterliegen, in der betreffenden Lunge diese akuten, wohl charakterisirten Prozesse von älteren Veränderungen zu unterscheiden. Man würde aber einen groben Fehler begehen, wollte man ein solches Zusammenvorkommen in der Weise auffassen, dass der Croup einen Nachschub des früheren Vorganges und folglich die etwa noch vorhandene käsige Pneumonie ein Nachstadium eines noch früheren Croups bedeute.

Dass man die käsigen Herde und die milchweissen Punkte Tuberkel genannt hat, ist bekannt; es wird Dir nach meinen Auseinandersetzungen kaum mehr in den Sinn kommen, dieselben fortan mit diesem Namen zu belegen. Ob aber wirklich Miliartuberkel darunter vorkommen, darüber in einem späteren Brief.

Schon im akuten Zeitraume der käsigen Pneumonie kann noch ein vierter Ausgang, ein wichtiges und schwer eingreifendes Ereigniss stattfinden. Nämlich bei sehr bedeutender Intensität des Prozesses und bedeutender, herdenweise ununterbrochener Ausdehnung der Verschorfung — wobei die Herde selten unter Haselnussgrösse sind — kann die ganze todte Masse, der ganze Herd, durch demarkirende Eiterung zum Schorfpfropfe gestempelt werden, sich loslösen und abfallen, somit ein Substanzverlust im Lungenparenchym von dem Durchmesser der nekrotischen Parthie hergestellt werden. Man nennt bekanntlich die dadurch entstehenden Gewebslücken Cavernen, Excavationen, Hohlgeschwüre und zwar Lungencavernen zum Unterschiede von den schon bei Cirrhose erwähnten und noch später zu beschreibenden Bronchialcavernen.

Die Nekrose und die ihr folgende akute Cavernenbildung, beruhend auf der die Capillararterien von aussen umschnürenden und vom Blutstrome abschneidenden Zellenentwickelung, ist in der Pathologie der Lungenkrankheiten keine isolirte Erscheinung. Es kommen, gleichfalls in akuter Weise, Cavernen in der Lunge auch auf anderen Wegen, namentlich in Folge der Verstopfung feinerer Arterienäste zu Stande. Der durch Embolie gebildete, kegelförmige, pyämische Infarkt, anfangs von hämorrhagischem Ansehen, baldigst aber zu gelbem, trockenem Schorfbrande umgestaltet, kann ebenfalls durch demarkirende Eiterung pfropfartig abgelöst und in eine Caverne zu liegen kommen oder er löst sich im Eiter zu Jauche auf. Der durch Thrombose ektatischer Capillargefässe entstandene Laënnec'sche Lungeninfarkt, der neben brauner Induration bei gewissen Herzleiden unter enorm stauender Blutverlangsamung erscheint; ganz ähnlich entstehend, wie ich am geeigneten Orte erwähnte, der aus rother Hepatisation bei croupöser Pneumonie entwickelte Brand — können zu Brei, in einer Höhle liegend, zerfliessen. Bei der aus croupöser Pneumonie hervorgehenden eiterigen Infiltration habe ich ferner auch der Abscesscaverne und bei reiner genuiner Desquamativ-Pneumonie der diffusen Erweichung (s. pag. 49) Erwähnung gethan und muss ich endlich noch zurückerinnern an die Höhlenbildungen, deren ursprüngliche Ursache eigentlich nicht in comprimirten oder verstopften Blutgefässen, sondern in den Lichtungen der Bronchien liegt, nämlich an die zerstörenden Wirkungen der mannigfaltigen Fremdkörper, welche durch Aspiration in die Luftwege gerathen sind.

Es ist nicht schwierig, die Processe ausfindig zu machen, welche die Ursache einer gegebenen akuten Cavernenbildung waren. Die Untersuchung der Lungen selbst und die begleitenden Verhältnisse im Körper lassen die Genese leicht erkennen und kannst Du mir es wohl erlassen, ihre Differenzen zusammenzustellen.

Immer aber gehört zur Cavernenbildung, und ebenso schon zur vorhergehenden Nekrose, ein Aufhören der Cirkulation und gerade diess ist es, was die catarrhalische und croupöse Pneumonie nicht an sich tragen. Diese letzteren Krankheiten führen also nicht durch ihren eigenthümlichen Process, wie die Desquamativ-Pneumonie, sondern nur durch Zufälligkeiten und Combinationen zu Nekrose und zu Cavernenbildung.

Kehren wir wieder zurück zur Cavernenbildung bei nekrosirender Desquamativ-Pneumonie.

Nahe aneinanderstossende Cavernen können in einander aufbrechen und vielbuchtige Geschwüre darstellen, oberflächlich liegende können die Pleura perforiren und Pneumothorax hervorrufen. Die Fälle, in welchen im akuten Stadium käsiger (nekrosirender Desquamativ-) Pneumonie von der Spitze bis zur Basis der Lunge unzählbare kleinere und grössere Cavernen innerhalb von 4—6 Wochen seit dem Beginne der Erkrankung sich ausgebildet hatten, sind höchst merkwürdig, relativ aber seltener. Man wird sie daran erkennen, dass das sie begrenzende Gewebe noch die Merkmale der frischen Desquamativ-Pneumonie an sich trägt, während bei schon länger bestehender oder erst später entstandener die Umgebung entweder normal sein oder die Zeichen verschleppter Desquamativ-Entzündung, der chronischen Fettdegeneration oder der Cirrhose, zeigen kann. Man kann manchmal alle Stadien der Abgrenzung und ruckweisen Abtrennung des Schorfpfropfes, bis er schliesslich nur noch — ganz wie bei pyämischen Herden — an dem zäheren Ende eines Bronchialzweiges und seiner Gefässe wie an einem Stiele hängt und in der Höhle flottirt, beobachten. Mit der zunehmenden Eiterung, die natürlich nur zum Theile mit dem Umfange der schon geschehenen Ablösung des Pfropfes zusammenhängt, erweicht der bespühlte Schorf von seiner Oberfläche aus und zerfliesst schliesslich zu einem bröckligen Jauchebrei, der die Caverne füllt. Die Höhle setzt sich je nach ihrem Durchmesser in einen kleineren oder grösseren Bronchialast fort; das ganze Terrain bis zu den rings mit Knorpel umfassten grösseren Bronchien kann einer solchen Caverne angehören und deren Inhaltsmasse die offene Communikation mit den Bronchien zeitweise verstopfen und aufheben. Manchmal sieht man solche, einzelnen Bronchialgebieten angehörende, Cavernen in Reihen untereinander geordnet, wobei die Cavernen eine Birn- oder Kegelgestalt, die Basis gegen die Pleura, den Stiel oder die Spitze gegen den Lungenhilus zugewendet, zeigen. Die demarkirende Eiterung, die nach und nach sich entwickelnden Granulationen mit dauernder Abscheidung von Eiter (die pyogene Membran) behufs der Abstossung des

Schorfpfropfes oder von käsiger Masse bilden die einzige Gelegenheit, Eiterkörper im Parenchym der desquamativ oder käsig entzündeten Lunge wahrnehmen zu lassen.

Wie sich aus dem Vorhergehenden ergibt, so verhält sich die Innenwand einer Caverne verschieden; unmittelbar nach akuter Abhebung des Schorfpfropfes ist sie fetzig, zottig; später glättet sich dieselbe unter vollständiger Ablösung der Schorfrudimente und Granulationsbildung; noch später werden die Granulationen zu einer fibrösen Wandschichte, welche den chronischen Zustand charakterisirt.

Die Granulationen können jedoch auch fort und fort Eiter absetzen, der von der zuströmenden Atmosphäre zersetzt, ein neues Verschorfungsmittel abgibt. Schichte um Schichte der cirrhotischen Wand löst sich alsdann ab und wird die Höhle dadurch vergrössert, werden Blutgefässe hie und da vorher erweitert (Aneurysmen von Pulmonalästen verschiedensten Durchmessers), eröffnet und bluten.

So kömmt es, dass Cavernen über Erbsengrösse nie wieder heilen. Nur solche unter Erbsengrösse können bei compakterer Verstopfung und unter dem Einflusse vorschreitender Cirrhose geschlossen werden und vernarben, natürlich mit starker furchiger Einziehung der Lungenoberfläche.

Cavernen entstehen bei käsiger Pneumonie jedoch nicht bloss auf akute Weise. Die kleineren käsigen Herde, vorausgesetzt, dass auch ihr Umfang den einer Erbse nicht übertrifft, werden durch Resorption wohl mehr und mehr schrumpfen, ihre Masse wird trockener, mörtelartig, schwindet völlig oder wird kreidig, selbst steinern und liegt sie schliesslich in dem cirrhotischen Gewebe wie in narbigen Kapseln, ähnlich einem abgekapselten Bronchialinhalte, in welchem aber die Bestandtheile des früheren Lungengewebes (die elastischen Fasern) fehlen. Nahe an der Lungenoberfläche bedingen auch sie strahlig-narbige Einziehungen. Grössere käsige Herde dagegen werden anstatt eine narbige Constriktion zu erfahren, vielmehr in ihrer Peripherie durch den cirrhotischen Schrumpfungszug nach aussen festgehalten, ihre

Masse feuchter, selbst erweicht und die fibröse Kapsel umschliesst nun eine chronische Lungencaverne, die gleichbedeutend mit der chronisch gewordenen akuten Caverne sich fortwährend und auf dieselbe Weise vergrössert. Sie kömmt jener Caverne sehr nahe, welche sich aus hypertrophischer Bronchiektasie entwickelt. Die chronisch entstandene unterscheidet sich demnach von einer akuten dadurch, dass sie gleich von Anfang an mit cirrhotischer Kapsel versehen ist. Auch benachbarte chronische Cavernen können durch schichtenweise Vergrösserung in einander aufbrechen, zu vielbuchtigen Hohlgeschwüren, zu Perforationen in grössere Bronchien und in die Pleura mit Pneumothorax führen. Pneumothorax ist jedoch bei akuter Cavernenbildung entschieden häufiger als bei chronischen Cavernen, bei welchen die cirrhotische Umgebung doch ein gewisses Hinderniss gegen Ruptur setzt.

Eine kleine Anzahl von Cavernen, ja nur eine einzige, ist häufiger zu sehen, als eine grosse Zahl. Auf akute Weise entsteht eine grosse Menge mit geringen Durchmessern leichter, dagegen kömmt die kleinere Zahl mit grösserem Kaliber (bis zur Faustgrösse und darüber) häufiger den chronischen Zuständen zu.

Offenbar ist der Eingriff in den Körper bei chronischer Entwicklung einer Caverne in der Regel gering.

In den Fällen von nur wenig Cavernen, oder nur einer einzigen, ist es bemerkenswerth, dass dieselben weitaus am häufigsten in der Spitze des Oberlappens oder in dessen nächster Umgebung liegen und am allerseltensten im Unterlappen. Daraus geht neuerdings unwiderleglich hervor, dass die Intensität der Entzündung in den oberen Theilen nicht nur die grösste ist und nach abwärts abnehme, sondern dass sie auch überhaupt oben beginne und nach abwärts vorschreite, ja vielleicht in vielen Fällen sich bloss auf die Spitzen beschränke.

Es ist diese Thatsache bei chronischen Cavernen, deren ätiologische Ableitung schwierig oder unmöglich erscheint, zu benützen, um sie mit Wahrscheinlichkeit auf ihren Entstehungsgrund zurückzuführen; denn Cavernen aus Lungenabscessen und aus feuchtem Brande — aus Infarkten und Fremdkörpern — sitzen mehr in den Unterlappen und fehlen dabei die Residuen chronischer Vorgänge in den Oberlappen, während umgekehrt Cavernen aus käsiger Pneumonie, wenn sie denn in den Unterlappen sich finden, doch kaum ohne Erkrankung im Oberlappen vorkommen, d. h. ohne Cavernen, ohne käsige Herde, ohne Fettdegeneration, ohne Verdichtung und Pigmentirung etc. Nicht zu vergessen ist, dass der Caverneninhalt durch die Respirationsbewegungen von einem Bronchialast in den anderen, von einer Lunge in die andere verschleppt werden und an der Stelle der Einkeilung Lobularnekrose hervorrufen kann. (S. meinen zweiten Brief.)

Achter Brief.

Obwohl meine Briefe eigentlich nur den Entzündungen der Lunge gewidmet sind, so ist es doch unmöglich, das Verständniss der parenchymatösen Pneumonie zu vollenden, ohne auf eine wenigstens skizzirte Würdigung der mehrfach schon erwähnten Peribronchitis einzugehen, indem diese nicht nur mannigfache Combinationen mit den verschiedenen Graden und Stadien der Desquamativ-Pneumonie zeigt, sondern auch gleichwerthige lobuläre Pneumonie setzt.

Unter Peribronchitis ist nämlich diejenige Entzündung des Bronchialrohres zu verstehen, welche nicht superficiell wie die catarrhalische und croupöse Bronchitis ihren wesentlichen Charakter nur in qualitativer Aenderung und quantitativer Steigerung der secretorischen Thätigkeit der Schleimhaut findet, sondern in Analogie mit der parenchymatösen Lungenentzündung, welche die Alveolenwände, deren Interstitien und das Interlobularbindegewebe befällt, die Gewebsschichten der Bronchialwand ergreift, ihren Sitz sogar insbesondere in der adventitiellen Scheide der feinsten und feineren, also knorpellosen Zweige aufschlägt. Sie verdient daher immer den Beinamen einer „capillären“ Peribronchitis oder einer Peribronchiolitis.

Dass die Schleimhaut bei Peribronchitis intakt befunden werden kann, liegt somit in dem Charakter der Entzündung, dass sie aber zugleich selbst in Catarrh oder Croup oder Verschorfung gerathen kann, wird nicht auffallen und ist sogar diese Theilnahme eine ganz gewöhnliche.

Wie bei der parenchymatösen Pneumonie ist auch bei der Peribronchitis eine Form ohne (Peribronchitis simplex) und eine mit Eiterbildung (Peribronchitis purulenta) zu unterscheiden. Beide Formen können zusammen vorkommen.

a. Peribronchitis simplex.

Sie schliesst sich den chronischen Stadien der Desquamativ-Pneumonie, besonders der Cirrhose an, sie ist immer eine chronische Entzündung. Man kann ein Paar Unterformen von einander trennen.

1) Bei der Cirrhose habe ich z. B. schon der Peribronchitis fibrosa (p. 59) erwähnt, welche durch Bindegewebhypertrophie die feineren und feinsten Bronchialröhren in weissen fibrösen Zügen begleitet, gleichviel ob sie dabei obliteriren oder noch offen bleiben.

Man wird nun das Ganze unter den Titel „diffuse Lungencirrhose“ subsummiren, also die fibröse Peribronchitis mit einrechnen, wenn der Process der alveolären und bronchialen Obliteration und des Ersatzes durch fibröse Gewebe ziemlich verbreitet ist. Man wird aber von lobulärer Lungencirrhose sprechen, wenn in übrigens gesundem Lungengewebe multiple schwarze fibröse Knoten von dem Durchmesser eines Kreuzers bis eines Thalers in der Schnittfläche vorkommen — ich habe ihrer in meinem Briefe über Cirrhose (p. 60) gedacht. Und endlich wird man den Namen Peribronchitis fibrosa allein gebrauchen, wenn nur baumartig verzweigte fibröse Züge interstitiellen Bindegewebes einen Theil der Lunge durchsetzen. Ob den zwischen diffuser Cirrhose und der eigentlichen Peribronchitis fibrosa liegenden multiplen fibrösen Knoten lobulärer oder lobärer Ursprung zuzuerkennen ist, dürfte in concreto zu entscheiden oft schwierig sein. Im Allgemeinen kann man sagen, je kleiner die Knoten, um so eher sie lobulär sind — obwohl die Grösse keinen wahren Maassstab für die Entstehung abgibt. Die Frage löst sich aber leicht, wenn man sich erinnert, dass das peribronchiale, das interlobuläre und alveoläre Bindegewebe eine continuirliche, gleiche histologische Gewebsubstanz darstellt und in ihm nicht die Differenzen gegeben sind, wie zwischen den inneren Oberflächen einerseits der Bronchien, andrerseits der Alveolen. In der That bilden auch die diffuse Lungencirrhose, die multiplen schwarzen fibrösen Knoten und die eigentliche Peribronchitis fibrosa nur Glieder einer qualitativ ganz gleichen, nur quantitativ ungleichen Reihe und unterscheiden sie sich nur dadurch, dass bald mehr das interalveoläre, bald mehr das peribronchiale Bindegewebe hypertrophirt. In einer und derselben Lunge kommen auch alle 3 Sitz- und Extensionsunterschiede nebeneinander vor.

2) Ein höherer Grad der Desquamativ-Pneumonie zeigt, wie Du gesehen hast, neben der Entwicklung von Bindegewebelementen auch noch celluläre Wucherungen von Lymphgefässendothelien der Arterienscheiden. Die Peribronchitis bewährt auch hierin den gleichen Ursprung; in den äusseren Wandschichten der Bronchiolen entwickeln sich dieselben cellulären Wucherungen und in derselben ungleichen Mächtigkeit. Das Bronchialrohr wird dadurch ungleich, knotig verdickt und nicht nur fibrös, sondern die Verdickung birgt auch degenerirende Endothelzellen in sich, es entsteht das, was die Neuzeit passend **Peribronchitis nodosa** nennt, eines der **allerhäufigsten Vorkommnisse** im Respirationsorgane. Ein solches Bronchialrohr, bei dem Durchschnitte quer oder schief getroffen, zeigt in der Regel die Verdickung nicht im ganzen Umfange gleichmässig, sondern mehr einseitig, man sieht die eine Hälfte der Peripherie excentrisch durch grössere Masse sich ausbreiten. Der Länge nach im Schnitte getroffen ergibt sich meist eine spindelförmige Verdickung. Jedenfalls wird man nur die feinsten Bronchien obliterirt finden, bei etwas grösserem Kaliber das Lumen stets erkennen und zwar wird es bald leer, ohne secretorischen Inhalt sein, d. h. quasi ein Loch im Querschnitt des Nodulus darstellen, oder man wird catarrhalisches oder croupöses Produkt, weich oder käsig trocken, aushebbar, ausdrückbar, in demselben antreffen.

Sitzen nun die Verdickungen vorzugsweise an den feineren Bronchialästen, so werden sie auf einem Lungendurchschnitte diskret und zwar oft weit von einander entfernt erscheinen; sitzen sie aber in deren feinsten Rohrverzweigungen bis an die Infundibula, so werden sie je nach dem der Quere oder der Länge nach verlaufenden Schnitte bald kreisförmige, bald baumförmige Gruppen und Herde von Knötchen darstellen.

Es ist begreiflich, dass man in einer und derselben Lunge beide, die diskreten und gruppirten (gregalen) Knötchen beobachten kann.

Sind die Verdickungen in fibröses Gewebe verwandelt und sind ihre Zellen fettig degenerirt, so erzeugen sie eine mehr grauopalescirende oder mehr gelbliche Färbung.

Da der Process ein chronischer ist, so wurde früher anstatt des Namens Peribronchitis nodosa stets die Bezeichnung „chronische diskrete oder gregale Miliartuberkulose“ gebraucht. Hier hat sich jedoch ein grober Irrthum eingeschlichen; man hat den eitrigen oder käsigen Inhalt eines knotigen Bronchialrohres für centrale Erweichung des Tuberkels ausgegeben, und daraus eine wichtige Eigenschaft, eine Verlaufsweise des Tuberkels überhaupt gefolgert. Heutzutage wird Niemand mehr diesen Fehler begehen; denn man wird den chronischen Tuberkel in der knotigen Verdickung der Bronchialwand selbst suchen und man wird wissen, dass der zufällig vorhandene Bronchialinhalt nichts mit der Substanz der nodosen Neubildung zu thun hat.

Wenn man die Peribronchitis nodosa als chronische Miliartuberkulose bezeichnen will, so ist gewiss vom grob-anatomischen Standpunkte aus nichts dagegen einzuwenden. Nur darf man histologisch und histogenetisch, essentiell und pathologisch nicht so ohne Weiteres die knotige Peribronchitis mit Miliartuberkulose confundiren. Doch ich werde diesen Punkt noch einmal berühren müssen.

Die Peribronchitis nodosa kann für sich allein vorkommen; in diesem Falle sitzen die derben graugelblichen Knötchen in ganz gesundem Gewebe. Gewöhnlicher aber ist sie von Peribronchitis fibrosa begleitet, d. h. der Nodulus läuft in fibröse, meist streifig geschwärzte Verdichtung aus. Die multiplen schwarzen fibrösen Knoten sind fast regelmässig in ihrer ganzen Peripherie mit Nodulis besetzt, was auf dem Durchschnitte sich wie ein grauer Perlenkranz um den schwarzen Knoten ansieht. Der Eindruck, der dadurch hervorgebracht wird, drängt zu der Annahme, dass die Peribronchitis nodosa auch das Alveolarparenchym erreicht und durch Hypertrophie des interalveolaren Gewebes, also unter Umwandlung dieses zu multiplen schwarzfibrösen Knoten theilnehme, in sie übergehe. Man sieht sie auch als Ausläufer der diffusen Lungencirrhose in gregaler und diskreter Form.

Sowohl die Peribronchitis fibrosa als nodosa können bei zunehmender Schrumpfung der Verdickungen, insofern sie zu Obliterationen der feinsten Bronchialröhren neigen, im anliegenden Parenchyme atrophische Ektasie der Alveolen und Bronchiolen, sowie Ektasie der darin verlaufenden Gefässcapillaren erzeugen. Die Bronchiolen stellen gerne schlangenförmig gewundene, variköse Kanäle bis zu 2—3^{mm} D. mit und ohne Catarrh dar; ist Catarrh dabei, so kann aus den durchschnittenen Erweiterungen Eiter ausquellen, nach dessen Abstreifen sich das Gewebe wie ein grobmaschiger Schwamm ausnimmt, in dessen Balken- und Fasergewebe die Tuberkel eingelagert sind.

In sehr intensiven, akuten Fällen folgt der cellulären Wucherung durch immer strammere Umgürtung der bronchialen Arterienverzweigungen und Capillaren gerne absolute Hemmung des Blutstromes und ist sofort nicht nur Fettdegeneration in den Nodulis, sondern auch anämische Nekrose und schorfähnliche Abstossung einer ganzen Strecke eines Bronchialrohres möglich (Peribronchitis nodosa necrotica). Häufiger ist jedoch, dass die nekrotische Parthie als relativ kleinen Umfanges in organischem Verbande bleibt und nur käsig degenerirt (P. nodosa caseosa). Gerade die letztere ist es, welche besonders an den Infundibulis und Bronchiolen vorkömmt, somit auf das Alveloarparenchym in gleicher Beschaffenheit übergreift und dadurch eine (nicht die häufigere) Form lobulärer, nekrosirender und käsiger Pneumonie (chronischer disseminirter Pneumonie, Lebert) hervorruft.

War auch die Verschorfung ein akuter oder subakuter Process, so ist doch die käsige Degeneration wieder etwas Chronisches und erkennt man diese daran, dass der käsige lobuläre Herd wie bei diffuser käsiger Pneumonie sich durch cirrhotisches schwarzes Gewebe nach und nach abgrenzt, und wenn er klein ist, sogar durch Resorption schwinden kann.

Auch die multiplen Lobularpneumonien hat man unter den Titel chronischer Tuberkulose eingereiht und zwar als ein späteres besonderes Stadium, als käsige Metamorphose des Tuberkels bezeichnet. Dass der Vergleich nach allen Richtungen hinkt, wirst Du aus späteren Besprechungen ersehen. Sie stellen vielmehr Uebergänge, Zwischenformen von diffuser käsiger Pneumonie einerseits und Peribronchitis nodosa andererseits dar. Denn es ist, wie ich schon anführte, dasselbe Bindegewebe, welches ergriffen wird, nur bald mehr interalveolär, bald mehr peribronchial. Der Grund der Wahl des verschiedenen Sitzes liegt vorzugsweise in zeitlichen Verhältnissen: die akutesten Formen setzen Alveolarentzündungen, die subakuten rücken schon gegen die Bronchiolen vor und die chronischen, sowohl aus akuten restirenden oder von Anfang an schleichenden, belagern die weniger feinen Bronchien.

Prognostisch liegt darin eine grosse Bedeutung; denn offenbar haben die chronischen Formen, also die Peribronchitis mit ihren fibrösen und nodosen Variationen, eine weit geringere Gefahr, als die Lungenentzündungen, ja die Peribronchitis nodosa, gruppirt oder gar nur diskret, ist für sich allein und örtlich genommen eine unschuldige Krankheit zu nennen.

3) Eine besondere Form habe ich nachzutragen: die speckige Peribronchiolitis. Sie erzeugt ebenfalls meist lobuläre Speckherde in der Lunge, da sie die feinsten Bronchien befällt und von da auf die Alveolarwände übergreift. Das Aussehen, das ich schon bei speckiger Cirrhose berührt habe, wird eigenthümlich: grau durchscheinend, derb, blutarm, speckig-gallertig

glänzend, in baumförmigen Verzweigungen den kleinsten Arterien folgend, mikroskopisch kleinzellige Wucherung zeigend, mitten im Parenchym, dessen Epithelien fettig degenerirend. Die speckigen Herde oder Netze combiniren sich mit fibröser, knotiger und käsiger Lobularpneumonie und Peribronchitis.

Wenn die Desquamativ-Pneumonie der lokalisirte Ausdruck eines Allgemeinleidens ist, und wenn die Peribronchitis nach anatomischer Grundlage identisch mit jener ist, nur anstatt interalveolär peribronchial sitzt, so ist die Peribronchitis der Ausdruck desselben Allgemeinleidens, nimmt sie den gleichen pathologischen Werth ein und beansprucht nur lokal eine bescheidene Gefährlichkeit.

Es gibt jedoch eine Form, welche sich in Bezug auf Gefahr messen kann mit jeder anderen Krankheit und diess ist die

b. Peribronchitis purulenta.

Sie ist trotz ihrer Häufigkeit wenig bekannt und gewiss nicht nach Gebühr gewürdigt worden. Noch am meisten hat sie Rindfleisch (p. 334 und 345) hervorgehoben. Ich führe diess an, um eine Stütze und einen Rückhalt zu haben, wenn ich die purulente Peribronchitis von den anderen Peribronchitiden abgrenze und als eigene Krankheitsform beschreibe und nicht beiläufigen Nebenbefund anderer Processe in ihr sehe. Sie kömmt in der That als selbständige, unvermischte Krankheit vor.

Ihr wesentliches Moment ist ein eitriges Infiltrat, welches in den feineren Bronchien, jenen, denen allmälig Knorpeleinlagen, Muskeln und Drüsen fehlen, und zwar durch die ganze Wand von der äussersten Umhüllung bis in die innere Faserschichte (die Schleimhaut) durchgreift, von wo aus sie dann zwischen den Lobulis vor- und in die Alveolarwände selbst eindringt.

Das infiltrirte Bronchialrohr sieht aufgeschnitten gelb aus, wird zerreisslich, in der Schleimhaut selbst zerfliessend weich, hie und da wirklich erweicht, wodurch nach innen sich öffnende

Geschwüre, Substanzverluste in geringerer oder bedeutenderer Ausdehnung, selbst streckweise Ablösung der ganzen Schleimhaut, der ganzen Bronchialwand entstehen (fälschlich für Croup- oder Diphtheriemembran gehalten) oder ein jauchig-eitriges Zerfliessen erscheint. An dieser Beschaffenheit nimmt natürlich auch das zunächst liegende Alveolarparenchym Theil, Abscesse, Geschwüre umgeben das Bronchialrohr.

Immer finden sich in den Geschwüren, schliesslich im gesammten Infiltrate niedrige pflanzliche Organismen.

Die Krankheit verdient daher auch das Beiwort: exulcerative Peribronchitis.

Die eitrige Erweichung kann und darf nicht verwechselt werden mit anämischer Nekrose, obgleich das Eiterinfiltrat und die eitrig erweichte Gewebsparthie, in welcher nur mehr die elastischen Fasern zu entdecken sein dürften, nachträglich als todte Masse sich eindicken und käsig degeneriren oder bei grösserem Umfange Cavernen bilden kann, ähnlich wie bei anämischer Nekrose.

Was das Lungenparenchym anlangt, so gibt sich die purulente Peribronchitis somit durch gelbe lobuläre eitrige und käsige Herde, Lobularinfiltrate und Lobularnekrosen (die häufigste Form der chronisch-disseminirten Pneumonie) kund, sowie durch Cavernen aus Vereiterung.

Bei Entstehung der Cavernen löst sich entweder ein Reiserbüschel von Endverzweigungen der Bronchien sammt den zugehörigen Lungenläppchen im Eiter auf oder es schreitet das eitrige Infiltrat und mit ihr die Maceration gegen die Bronchialstämmchen vor, ein Verhältniss, welches erst seine Grenze an den mit Knorpelringen versehenen Bronchien findet, wo dann der Bronchialast scharf abgesezt, wie abgenagt erscheint. Gewöhnlich geht der geschwürigen Veränderung eine Bronchiektasie voraus, die sich dadurch ausbildet, dass das eiterige Infiltrat die Bronchialmuskeln zerstört und die nächsten, das Rohr umfassenden elastischen Alveolen sich excentrisch zurückziehen. In diesem Falle ist wie bei der hypertrophischen Bronchiektasie der Hohlraum ein Bronchus, der Raum früher als das Geschwür und besteht nur der Unterschied darin, dass bei hypertrophischer Bronchiektasie die Wand von Anfang an cirrhotisch verdichtet, hier aber gelbeitrig ist, während bei Lobularnekrose und Lobularvereiterung Raum und geschwüriger Substanzverlust gleichzeitig sind, der Raum sich durch den Substanzverlust erst herstellt.

Es versteht sich von selbst, dass wie bei Desquamativ-Pneumonie unter dem Einflusse der parenchymatösen Schwellung, auch hier bei der eitrigen Infiltration der Bronchialschleimhaut und namentlich in feineren Bronchien der ganzen Wand, der Infundibular- und Alveolarwand, das bronchiale und alveoläre Epithel fettig degenerirt und desquamirt und nur im Gegensatze zur Desquamativ-Pneumonie ohne alle Zeichen von Proliferation, ohne allen Versuch zur Regeneration zu Grunde geht. Während eben bei genuiner Desquamativ-Pneumonie die parenchymatöse Schwellung einen produktiven Charakter hat, so hier nur einen destruktiven. Die eitrig infiltrirten und erweichten Gewebtheile schliessen somit zerfallendes Epithel ein.

An diesen Umstand fügt sich eine klinisch wichtige Erscheinung an, nämlich dass die infiltrirte Schleimhaut auch kein Sekret mehr liefert, mehr oder weniger trocken ist und erst, wenn die Exulcerationen gegen die Oberfläche beginnen, wird jauchiger Eiter in das Bronchialrohr abfliessen und ausgehustet werden können.

Der Unterschied von anderen Entzündungsprocessen ist nun leicht zu ersehen. Der catarrhalischen Pneumonie, welche wie die purulente Peribronchitis lobuläre Herde in der Lunge setzt, geht als superficieller Entzündung das eitrig-parenchymatöse Infiltrat, die vollständige Desquamation der Epithelien, die Trockenheit der Schleimhautoberfläche, die eitrige Schmelzung und die käsige Umwandlung des Parenchyms ab. Die im Verlaufe von croupöser Pneumonie erscheinende eitrige Infiltration ist lobär und lässt somit schon für den ersten Anblick keinen Zweifel über die Natur des Vorganges. Da die Desquamativ-Pneumonie ebenfalls lobär ist, so würde die käsige Pneumonie wegen der gelben Farbe und der ungleichen Vertheilung der nekrosirenden

Parthien, insbesondere in ihrem chronischen Stadium, der käsigen Degeneration, die Frage aufwerfen lassen, wie sich denn beide unterscheiden. Die Antwort stösst auf keine Schwierigkeiten. Die käsige Pneumonie weiss nämlich ebensowenig von Eiterinfiltrat, wie die genuine Desquamativ-Pneumonie und ist der Verlaufszeit nach gerechnet die purulente Peribronchitis eigentlich eine subakute Erkrankung, bei welcher, wenn trockene, käsig eingedickte Herde erscheinen, deren Abstammung dadurch ausser Zweifel fällt, dass sie keine cirrhotische Umgebung besitzen. Bei purulenter Peribronchitis kann die Umgebung der erkrankten Lobuli ganz normal beschaffen sein, bei käsiger Pneumonie im akuten Stadium findet sich stets Desquamativ-Entzündung. Es ist mir gewiss, dass die purulente Peribronchitis bisher meist mit käsiger Pneumonie zusammengeworfen und verwechselt wurde, namentlich wenn es sich darum handelte, die Genese der letzteren aus Bronchitis abzuleiten. Von pyämischer Interlobularpneumonie endlich unterscheidet sich die purulente Peribronchitis, wie ich schon im vierten Briefe erwähnte, indem erstere eine Infektion voraussetzt, lobär ist, nicht wesentlich in der Bronchialwand sitzt, sondern gleich von Anfang den Lymphgefässen zwischen den Lobulis und unter der Pleura folgt, diese durch gelbe netzartig verbundene Linien gewissermassen in Felder theilt. Unsere Krankheit zeichnet sich noch durch ein interessantes Vorkommniss aus.

In Folge der Schwellung und Abhebung von bronchialen Gewebtheilen werden die Zugänge zu den luftgefüllten Alveolen oft plötzlich wie verrammelt. Da nun in der Regel noch Luft dahin inspirirt, aber nicht mehr exspirirt werden kann, so entsteht auf akute Weise ein multiples lobuläres Emphysem, welches ein fast nie fehlendes Merkmal der purulenten Peribronchitis darstellt, wenn anders sich dieselbe gegen das Lungengewebe ausgebreitet hat. Ein ganzes Läppchen dehnt sich zur bohnen- bis wallnussgrossen Luftblase aus, aussen an ihrem Scheitel fast nur noch durch die Pleura gebildet, die nahe zum Platzen gespannt ist, innen ausgeglätte durch Verstrichensein der sonst vorspringenden Alveolarleisten. Vom anstossenden Lungenparenchym herauf rings an den Seiten der über die Normalcontouren der Oberfläche emporragenden Blase („grössere blasige Protuberanz der Lungenpleura“ Rokitansky III, 93) breitet sich die gelbeitrige, erweichende Infiltration aus. Einrisse und Austritt von Luft in die Pleurahöhle (Pneumothorax) stehen bevor und da der Process meist an vielen Stellen zugleich dieselbe Höhe, dieselbe Gefahr der Ruptur setzt, so kann es der Zufall wollen, dass wirklich mehr als eine Rissstelle für die Entstehung des Pneumothorax anzuklagen sind.

Ich kenne keine häufigere Ursache des Pneumothorax, als die purulente Peribronchitis; wenn ich absehe von traumatischen Ursachen, welche hier gar nicht in Rechnung kommen, auch absehe von den chronischen Processen, da wir es mit einem akuten oder doch subakuten zu thun haben, so halten die nekrosirende Desquamativ-Pneumonie, die pyämisch-embolischen Keile, der Lungenbrand, die Fremdkörperpneumonie bei Weitem nicht Stand in der ätiologischen Häufigkeitsziffer des Pneumothorax.

Da die purulente Peribronchitis ins interlobuläre Bindegewebe fortkriecht, so breitet sie sich auch wie jenes Bindegewebe mit ihrer Eiterinfiltration ins subpleurale Gewebe aus und kann es auf diese Weise sowohl, als wie durch die Entleerung des in den geplatzten Emphysemblasen befindlichen flüssigen Inhaltes zur eitrig-jauchigen Pleuritis, zum Pyopneumothorax kommen. Der Collaps der entleerten Luftblase, der Exsudatbeleg, die Compression der ganzen Lunge verhüllen manchmal baldigst den Punkt des Einrisses so trefflich, dass er bei der Leichenuntersuchung nicht mehr zu entdecken ist, zumal ja gewöhnlich noch andere verdächtige eiterwandige Emphysemblasen zugegen sind. Gewiss ist jedoch, dass der Exsudatbeleg nicht nur im Stande ist, die geplatzte Luftblase zu verschliessen, zu verleimen, sondern auch die der Ruptur nahen Blasen zu schützen.

Die Entstehung des lobulären Emphysems auf der Grundlage des eitrigen Infiltrates, noch mehr die zwischen durchlaufenden unbetheiligten Parthien des Alveolarparenchyms lassen keinen Zweifel darüber, dass der Process von den Bronchien aus sich gegen das gesunde lufthaltige Lungengewebe hin ausbreitet. Nur collaterale Vorgänge sind zu bemerken: Schwankungen im Blutgehalte, da Blutarmuth, dort Blutfülle, selbst Hämorrhagien.

Die klinische Diagnose wird sich insbesondere in 2 Momenten charakterisiren und zusammenfassen: Helle, tiefe, seltener gedämpfte Perkussion, catarrhalische Geräusche bei fortwährendem Fieber, eitrigem, selbst fötidem Auswurfe — solange nicht Pneumothorax und Pleuritis eingetreten ist.

Es scheint sehr selten zu sein, dass die purulente Peribronchitis chronisch, ja selbst wieder rückgängig wird. Bei längerem Bestehen nimmt sie dann die Verlaufsweise der Desquamativ-Pneumonie an, d. h. sie breitet sich unter Circumskription der früheren Affektion mit käsiger Eindickung des Eiterinfiltrates und unbedeutender Verdichtung des bindegewebigen Lagers in recidiven Nachschüben aus, wobei nur die Ausbreitung von oben nach abwärts, wenn sie auch die häufigere ist, nicht in der pedanten Weise innegehalten wird. Sie tödtet, wenn die Extension eine gewisse Höhe erreicht hat oder schon in früherer Zeit durch Pneumothorax.

Die purulente Peribronchitis ist der in meinem vorigen Briefe bei Besprechung der käsigen Pneumonie berührte und zwar fast einzige Fall, wo käsige Herde (Lobularnekrosen) aus Eiterinfiltrat hervorgehen. Es scheint in der That dieser Fall zur Basis bei der Untersuchung der käsigen Pneumonie gemacht worden zu sein, da man sie immer und immer wieder nur aus Eiter hervorgehen lässt. Die purulente Peribronchitis geht Combinationen mit Desquamativ-Pneumonie und knotiger Peribronchitis ein und bildet häufig den Schlussakt des traurigen Lebensdramas. Den bekannten Satz, welchen Niemeyer in Bezug auf die mit Phthise sich combinirende Tuberkulose aussprach, möchte ich hier modificirt anwenden: „die grösste Gefahr bei den chronisch entzündlichen Processen in der

Lunge ist, dass sich purulente Peribronchitis hinzugesellt.“

Es ist übrigens eine merkwürdige Erscheinung, wie einmal die purulente Peribronchitis für sich allein vorkömmt und wie sie andre Male doch wieder im Stande ist, Combinationen mit Entzündungen ohne Eiterbildung einzugehen. Wenn Du Dich erinnerst, dass die plastische Thätigkeit bei Desquamativ-Pneumonie und knotiger Peribronchitis in Wucherung der Bindegewebkörper und der Lymphgefässendothelien besteht, dass diese durch Kerntheilung zu Stande kömmt, welche vermehrten Kerne wieder zu neuen fixen Gewebbestandtheilen werden, so wirst Du den Unterschied für die Eiterbildung nicht so einfach in Emigration und Infiltration farbloser Blutkörper sehen können — wobei noch zu bemerken, dass die Wanderzellen über die unversehrte Schleimhautoberfläche nicht hervortreten — sondern es drängt sich mit Gewalt die Nothwendigkeit der Annahme vor, dass die Eiterkörper an Ort und Stelle gebildet sein müssen. Und in der That, die Bindegewebkörper und Lymphgefässendothelien sind es, welche dieselben endogen und frei vom Kerne erzeugen, dabei rasch zu Grunde gehen und die Eiterkörper frei lassen. Immer fester und fester gewinnt in mir die Anschauung Boden, dass die Bildung der Lymph- und weissen Blutkörper im gesunden Zustande aus den Lymphgefässendothelien statt hat, nur beschränkt auf gewisse Bezirke im Organismus, auf die sogenannten Lymph- und Blutdrüsen, dass sie aber durch pathologische Reize an jeder Körperstelle, welche Lymphgefässe oder die den Endothelien derselben analogen Bindegewebskörper, vielleicht auch capillare Venen enthalten, erzeugt werden können. Der Umschlag von der Bildung fixer Gewebselemente zur Entwicklung freier (Lymph-, Eiter-) Körper bezeichnet immer etwas Schlimmes, das Resultat ist statt Hypertrophie Zerstörung.

Neunter Brief.

In meinen bisherigen Briefen war ich bestrebt, Dir nicht nur die pathologische Anatomie verschiedener Formen von Lungenentzündung zu zeichnen, sondern Dich auch in das reiche und üppige Feld der Pathologie derselben einzuführen. Ich habe dadurch einen Nebenzweck erreicht, nämlich einen Unterbau für eine klare Darstellung der Tuberkulose und Lungenschwindsucht bekommen, und Du wirst finden, dass ich es mir dadurch leicht gemacht und das ausserdem so schwierige Terrain dieser Krankheiten wohl geebnet habe.

Wenn ich Dich nun bitte, mit mir auch den Tuberkel etwas näher zn besehen, so binde ich um so lieber sogleich an die entzündlichen Vorgänge an, als seiner Zeit die pathologisch nicht unwichtige Frage, ob die Tuberkelbildung auf Entzündung beruhe oder nicht, mit Lebhaftigkeit, ja mit Leidenschaftlichkeit diskutirt wurde. Es wird sich die Antwort von selbst entwickeln.

Obwohl Dir hinreichend geläufig ist, was man unter Tuberkel zu verstehen hat, so kann ich es doch nicht umgehen, unsere gegenwärtige Kenntniss und Anschauung in einigen Worten zusammengedrängt voranzustellen.

Tuberkel (Miliartuberkel, Bayle, Granulation, Louis, Empis) ist eine Neubildung von mikroskopischer Grösse bis zu einem Durchmesser von $1/12$ — $1/6'''$, selbst gefässlos, aber von einem Gefässnetze umgürtet, welche in dem, Saftkanäle und Lymphgefässe führenden, Bindegewebe, insbesondere dem adventitiellen der feineren Arterien, in deren Lymphscheiden sitzt und aus ihm als wohl organisirtes Gebilde hervorgegangen ist, und dem feineren Baue nach Analogie mit den lymphoiden Organen unseres Körpers (den Malpighischen Milzkörpern, den lentikulären Darmdrüsen etc.) zeigt (Tuberkellymphom).

E. Wagner hat durch seine trefflichen Forschungen (das tuberkelähnliche Lymphadenom 1871) diese Analogie, von Virchow und mir schon vor mehr als 16 Jahren urgirt, wohl nahe bis zur Identität gesteigert.

Mikroskopisch erkennt man in der Regel einen kugelförmigen Körper und zwar seltener eine einzige solche Kugel, als 2 und 3, ja 6—10, gewissermaassen an oder ineinander geschoben, so dass eigentlich der einfach gewähnte Tuberkel vielmehr aus einer Gruppe solcher Kugeln oder wie aus eben so vielen Kugelsegmenten zusammengesetzt erscheint.

Was seine Histologie anlangt, so wurde vorzugsweise durch E. Wagner ein feinmaschiges Netzwerk (Reticulum, retikulirter Tuberkel) festgestellt, in welches von der Peripherie gegen das Centrum der Kugel an Zahl wie an Grösse zunehmend Zellen eingetragen sind.

Ganz frische junge Tuberkel lassen aber unzweideutig eine doppelte Art von Fasern erkennen: periphere dichte, parallel kreisförmig oder wenigstens einem Kreissegmente entsprechend verlaufende Bindegewebzüge, in welchen man die kleinen, runden, glänzenden Kerne zelliger Gebilde und hie und da mit Gefässen erkennt; und 2) das nach innen sich fortsetzende eigentliche Reticulum, welches ich wegen des Mangels von Kernen nicht für Bindegewebe, sondern nur für eine homogene Binde-Substanz halten muss, indem in dessen Knotenpunkten es nur aus der Gesichtsebene aufsteigende Faseräste sind, welche die Täuschung von Kernen geben — wenigstens war ich nie im Stande, wahrhafte Kerne darinnen zu sehen. Dieses Reticulum ist gefässlos. Auch ist hervorzuheben, dass je jünger der Tuberkel ist, die Substanz des Reticulum um so weicher sich verhält, ja in der ersten Anlage eines Tuberkels fehlt das Netz ganz und liegen die Zellen unmittelbar aneinander.

Auch die eingelagerten Zellen sind nicht von gleicher Art. Ich unterscheide: 1) Cytoide Körper, welche vorzugsweise in dem Bindegewebsgürtel zu finden sind. Die Ansicht, dass diese Elemente des Tuberkels Lymphkörper oder farblose Blutkörper seien, wird von mehreren Autoren vertreten. Allein in demselben Organismus ein Vergleich, angestellt zwischen den Körperchen des Tuberkels und solchen direkt aus Blut oder Lymphe entnommen, ergibt sogleich den unverkennbaren Unterschied, dass die ersteren und besonders ihre Kerne viel kleiner und glänzender sind, als die von Blut und Lymphkörpern.

Man darf nicht sagen, dass das verschiedene Menstruum an dieser verschiedenen Grösse Schuld sei; denn über die Gefässwandungen in ein Organparenchym ausgetretene Blut- und Lymphkörper behalten ihre und namentlich ihrer Kerne Grösse unverändert bei. Man darf sie auch nicht als jüngere Vorläufer zu ihrer wahren Grösse erst anwachsender Lymphkörper betrachten, denn die Tuberkelkörper werden wenigstens in Bezug auf ihre Kerne niemals grösser, im Gegentheile sie erfahren das Umgekehrte in ihrer Entwicklung. Endlich widerstreitet auch die ganze Form, Organisation und das weitere Schicksal des Tuberkels der Annahme einer einfachen Anhäufung von normalen Lymphkörpern. Doch ich werde darauf zurückkommen müssen.

2) Grosse, sogenannte Riesenzellen (Langhanns) mit feinkörnigem,[1]) grau oder bräunlich aussehenden Protoplasma, ästigen Fortsätzen und vielen, central zusammengehäuften Kernen. Es ist kein Zweifel, dass der Reichthum an Kernen durch Theilung hervorgegangen ist. Die Kerne sind rundlich oder oval, an Grösse einander so ziemlich gleich, aber jedenfalls grösser als die der Lymphkörper und somit auch der vorerwähnten cytoiden Körper.

Die Riesenzellen liegen im Centrum des Reticulum, manch-

---

[1]) Wie die feinen Körner zu einem Theile aufzufassen sind s. p. 128.

mal nur eine einzige oder wenn ihrer mehrere sind, so überbietet die centralste die übrigen um sie herumliegenden an Grösse. Sie nimmt sich aus wie die Mutterzelle des Tuberkels. Die neueren Beobachter haben daher bei der Charakteristik des Tuberkels mit gewisser Berechtigung einen besonderen Nachdruck auf die Existenz der Riesenzellen gelegt; doch geht Schüppel (Lymphdrüsentuberkulose 1871) offenbar zu weit, wenn er sie als constant und — nur ohne den Ausdruck zu gebrauchen — als specifisch hinstellt. Denn fürs Erste gibt es Tuberkellymphome, in welchen man während jeden Zeitraumes ihres Bestehens vergeblich nach einer Riesenzelle sucht. Ist aber eine Riesenzelle entwickelt, so geht sie weiterhin zu Grunde, kann also fehlen. Endlich ist es schwierig, eigentliche d. i. der Zelle selbst angehörende histologische Unterscheidungszeichen anderer bekannter Riesenzellen (z. B. an der Innenfläche des Periost's im wachsenden Knochen, im Myeloidsarkom, im wahren Myom, in epithelialen Neubildungen etc.) von den im Tuberkellymphome befindlichen, wenn man sie etwa isolirt vor sich hätte zu ermitteln. (Siehe jedoch p. 134.)

3) Ausser den cytoiden Körpern und Riesenzellen finden sich noch Zellen von epithelialem Charakter, welche an Grösse und dem Sitze nach im Tuberkel gewissermaassen den Uebergang der einen zu den andern bilden. Ihr Protoplasma ist glänzend, feinkörnig, mit einer Membran umhüllt und besitzen sie einen grösseren oder mehrere kleine Kerne, welche bald mehr jenen der Riesenzellen, bald jenen der cytoiden Körper gleichkommen.

Es ist mir zweifellos, dass sie von derselben Natur und der gleichen Abstammung wie die Riesenzellen sind, dass sie zeitlich ihre Entwicklung nur später begonnen haben und die Grösse der Riesenzellen nicht erreichen konnten. Die kleineren Riesenzellen sind die grössten Zellen dieser Art. Ich erwähnte bereits, dass sie die Maschen des Reticulums um die Riesenzellen füllen; sie werden immer kleiner, je näher sie dem Bindegewebsgürtel liegen, also wird auch das Reticulum enger und scheinen sie in die cytoiden Körper sich ebenso zu verlieren, wie andrerseits in die Riesenzellen. Wo die letzteren niemals vorhanden waren, können die Zellen epithelialen Charakters das Centrum bilden, oder es fehlen auch diese und dann sind die Tuberkellymphome von normalen Lymphfollikeln nicht zu unterscheiden.[1])

So lange der Tuberkel wächst, gebiert die Riesenzelle neue Kerne, entstehen neue Zellen um sie herum, muss sich das Reticulum vergrössern, muss die Bindegewebszone durch Vermehrung der eingelagerten Körperchen dicker werden.

Doch dieses Wachsthum ist ein sehr beschränktes, kurzdauerndes; das Material dazu ist baldigst erschöpft und dann geht die Riesenzelle zum Theil durch Fettdegeneration zu Grunde, zum Theil erhärtet und verhornt sie und bildet manchmal geschichtete Concretionen (Schüppel). Aehnlich verhalten sich auch die übrigen Zellen des Reticulum, sie degeneriren fettig. Dagegen tragen die cytoiden Körper zur Hypertrophie des Bindegewebgürtels bei, der sich enger und enger um die entarteten Centralzellen anschliesst.

Die Entstehung eines Tuberkellymphoms ist mit erhöhter Bildungsthätigkeit der ganzen Umgebung verbunden.

Wenn man als Lymphom nur den eigentlich retikulirten Theil auffasst und den Gürtel aus Bindegewebe als allernächste Umgebung, so bekundet dieses Bindegewebe schon seine Theilnahme durch die Einlagerung der cytoiden Körper und durch Gefässneubildung im Umkreise. Man heisst ein solches Bindegewebe bekanntlich „cytogenes Bindegewebe". Allein gerade hier wird es deutlich, dass die cytoiden Körper eigentlich nicht eingewandert, sondern aus der Wucherung der Bindegewebkörper hervorgegangen sein müssen, indem sie schliesslich zu Bindegewebbildung verwendet werden.

---

[1]) Schüppel kömmt neuerdings (Virch. Arch. Bd. 56, p. 44) zu dem Schlusse, dass man die Tuberkel aus der Reihe der Lymphome streichen müsse. Allein die oben angegebenen und p. 102 wiederholten Differenzen heben die berechtigte Analogie der Tuberkel mit den Lymphfollikeln weder in anatomischer Richtung, noch viel weniger in Bezug auf ihre pathologische Stellung auf.

Aber auch die äusseren (Epithelien) und inneren Zellen der Organparenchyme sind von der erhöhten Bildungsthätigkeit nicht ausgeschlossen, vergrössern sich, vermehren ihr Protoplasma und ihre Kerne, und hat der Tuberkel seine Weiterentwicklung aufgegeben, so geht auch die Bildungsthätigkeit in den Organelementen der Umgebung zurück und zwar durch Fettdegeneration und Resorption, so dass unter günstigen Umständen der Tuberkel die gleichzeitig mit ihm entstandenen Bildungen des Umkreises weit überlebt. Man kann und darf daher nicht sagen, dass der Tuberkel die Wucherung anregt und unterhält, sondern nur, dass bei seiner Entstehung die ganze Gewebsparthie, in welcher er entsteht, in gewissem Rayon lebhaft mitbetheiligt ist.

Die Tuberkel haben ihr Dasein einer eigenen Bildungsrichtung zu verdanken. Obwohl dem Lymphgefässsysteme angehörig und lymphoiden Organen analog gebaut, stellen sie doch eine besondere Sorte lymphoider Bildungen dar, welche auch von anderen analogen wieder ihre Eigenthümlichkeiten voraus hat. Unter diese Eigenthümlichkeit gehört das Vorhandensein einer oder mehrerer Riesenzellen im jüngsten Zustande, der Mangel jeglicher Gefässe, das spätere Festwerden des Protoplasmas der Riesenzelle, die hornartige Umwandlung des Kernkittes, die fibroide Umwandlung der Bindegewebumhüllung.

Die Antwort auf die wichtige histogenetische Frage, welche Gewebe und welche Zellen den Anstoss zur Bildung von Tuberkeln geben, ist, wie Du aus der Zahl der Erklärungsversuche, welche darüber vorliegen, erkennen wirst, eine sehr schwierige. Kein Platz, vom Blute angefangen, von der Wand der Gefässcapillaren, der Scheide der kleinsten Arterien, den Lymphgefässen, dem bindegewebigen Lager der Gefässe bis in das anstossende Organparenchym wurde unbeachtet gelassen und als Bildungsherd vergessen. Immer erhielt man aber den Eindruck, als habe man das Lymphom und die umgrenzenden Wucherungen nicht gehörig auseinandergehalten, häufig die letzteren für Tuberkel genommen, also beides mit einander confundirt und dadurch das Urtheil erschwert.

Offenbar dreht sich die Hauptfrage um die räthselhafte Abstammung der Riesenzellen.

E. Wagner hat namentlich für die Lebertuberkel annehmen zu müssen geglaubt, sie gingen aus einer Kernwucherung der Leberzellen hervor. Allein eben derselbe Forscher gibt gleichzeitig auch die Entwicklung aus intraacinösem Gewebe zu und so ist es mehr als wahrscheinlich, dass die Leberzellen dem Tuberkellymphon kein Material liefern, sondern nur neben ihm an der erhöhten Bildungsthätigkeit theilnehmen. Dasselbe kann man von den Capillargefässwandungen (Colberg) sagen; ihre Kerne vermehren sich als mit in den Bereich der Irritation hineingezogen, ohne jemals Tuberkel zu werden und ihre Wucherung bezieht sich vielmehr auf Erzeugung neuer Capillargefässe.

Am häufigsten werden die im Bindgewebe vorhandenen zelligen Elemente angeschuldigt, der Vorwurf der Riesenzellen und sonach für das künftige Tuberkellymphom zu sein. Die Annahme von Langhanns, dass sich aus den kernlosen Spindelzellen Protoplasmaklumpen bilden, welche nur Kerne in sich erzeugen, fällt dabei sehr ins Gewicht. Während bei Anlegung normaler lymphoider Organe oder bei ihrer Vergrösserung durch normale Reize (Zufuhr von Albuminaten etc. ins Blut zur Zeit der Verdauung) nur cytoide Körper hervorzugehen scheinen, werden durch abnorme Reize Riesenzellen geboren.

Die gleiche Autorität nehmen jedoch auch die Endothelien der Lymphscheiden der feineren Arterien, die der Lymphgefässe (Rindfleisch, Klebs) und vielleicht auch die der feineren Venen für sich in Anspruch.

Ein Ausgleich zwischen den letzteren Meinungen ist möglich, wenn man sich erinnert, dass die Saftkanäle, d. h. die Räume, in welchen die Bindegewebkörper liegen, mit den Kanälen der Lymphgefässe und wahrscheinlich auch der Lymphscheiden der Arterien communiciren und dass man für die Bindegewebskörper und Lymphgefässendothelien die gleiche Proliferationsfähigkeit anzunehmen berechtigt ist. Die Bindegewebkörper wären dann nicht nur Vorläufer fibrillären Bindegewebes, sondern auch unentwickelte Endothelien. Das Endothel der serösen Häute, das der feineren Venen, deren Pori in die Bindegewebslücken führen, wäre gleichfalls in dieselbe Kategorie zu stellen. Während in dem einen physiologischen Falle erhöhter Bildungsthätigkeit nur Wucherung einfacher lymphoider Körperchen folgt, geht in dem anderen, einem besonderen Irritamente entsprechend, aus denselben Elementen die Riesenzelle hervor und einmal eine Riesenzelle producirt, folgten ihr alle übrigen Bestandtheile des Tuberkellymphoms nach.

Meine Anschauung verlangt also nicht mehr, als an der Einwirkungsstelle des Irritamentes ein präexistentes Element aus der Reihe der Bindegewebkörper und Endothelien, zunächst der Lymphgefässe und der serösen Häute, aus welchem das lymphatische Neugebilde sich entwickelt und weiter organisirt. Sie steht namentlich einer anderen Vorstellung gegenüber, welche nur eine Anschwemmung und Anhäufung anderswo gebildeter Elemente vertheidigt. Will man sich auch, wie E. Wagner, in Bezug auf Tuberkellymphom der Ansicht Henle's anschliessen, nach welcher die Entwicklung der conglobirten Drüsen auf eine Einlagerung lymphkörperähnlicher Elemente in das ursprüngliche Gewebe zurückzuführen wäre, wobei das Balkenwerk der Drüsen aus der Auflockerung und Zerfaserung des normalen Bindegewebes hervorginge, so ist doch die Nothwendigkeit nicht einzusehen, dafür eine Emigration der Körperchen aus dem Blute anzunehmen,[1]) denn offenbar gebührt der Neubildung derselben aus den Bindegewebkörpern und Endothelien selbst die gleiche Berechtigung.

Zu den schon früher ausgeführten Gründen meiner Annahme füge ich noch bei, dass die Körperchen nicht, wie eingewanderte,

---

[1]) Dabei müsste man soweit gehen und die Riesenzellen aus Lymphkörperchen entstehen lassen, wie es Armauer-Hansen (Beiträge zur normalen und pathol. Anatomie der Lymphdrüsen) wirklich gethan hat.

lose eingelagert, sondern schwer durch Präparation zu gewinnen sind, dass sie nicht, wie eingewanderte, in Fettdegeneration untergehen, sondern zu bleibenden Bindegewebkörpern verwandelt werden.

Gewiss ist, dass bei Wucherung derselben das Fasersystem des schon bestehenden Bindegewebes aufgelockert wird. Da aber das Reticulum des eigentlichen Lymphoms offenbar ein neugebildetes ist und zwar dadurch zu entstehen scheint, dass entweder die Riesenzellen und die epithelialen Zellen an ihrer Peripherie eine der Bindesubstanz analoge und dem Bindegewebe sich anschliessende Masse, welche nachträglich erhärtet, ausscheiden, oder dass die periphere Substanz ihres Protoplasmas durch Verdichtung zu dem Reticulum wird, so dürfte man nur für die Randzone des Tuberkels diese Auffaserung annehmen. E. Wagner beobachtete sogar, dass diese Randzone durch einen hellen, hie und da mit wuchernden Endothelien versehenen Raum von dem eigentlichen Lymphome abgetrennt sei, gerade wie in normalen lymphoiden Organen. Halte ich es aber schon für unstatthaft, im Bindegewebe der Umhüllung eine Anhäufung aus dem Blut emigrirter farbloser Körperchen zu behaupten, so ist diese Annahme gewiss für das eigentliche Lymphom zu verwerfen. Meine Anschauung, auf Grundlage der Thatsache, dass die Bindegewebkörper und die Lymphgefässendothelien in eine und dieselbe histogenetische Kategorie gehören, aufgebaut, gewährt nun den Vortheil, sich auch die Zusammengehörigkeit der Riesenzellen bis zu den vermehrten Bindegewebkörperchen im Tuberkel klar zu machen. Es können sich sowohl aus Bindegewebkörpern (Langhanns), als aus Endothelzellen (Rindfleisch, Klebs) die Elemente des Tuberkels entwickeln und zwar bald nur cytoide (junge Bindegewebs-)Körper, bald aber Riesenzellen, bald in Erzeugung von endothelartigen Zellen die Mitte haltend.

Nach allem Gesagten kann ich mich auch nicht mit der neuesten von Schüppel aufgestellten Ansicht befreunden. Er vermuthet nämlich die Bildung der Tuberkel am liebsten innerhalb der Blutgefässe und nimmt sofort Brutzellen im Blute an, welche aus geronnenem Faserstoffe hervorgegangen, von wuchernden Gefässendothelien umgeben würden. In diesem Falle müssten die Riesenzellen entweder aus farblosen Blutkörpern abgeleitet werden, welchen jedoch meines Wissens eine so ungeheure Proliferationsenergie niemals zukömmt, oder es müsste eine der Endothelzellen des Blutgefässes die bedeutende Vergrösserung eingegangen haben, ein Modus, der von Schüppel selbst nicht angenommen wird, da er die wuchernden Endothelzellen nur um die Brutzellen herumgelagert fand; oder endlich man müsste cirkulirende Protoplasmaklumpen behaupten, welche in gewissen Capillaren stecken bleiben und zu Riesenzellen heranwachsen, eine Hypothese, die vor der Hand wegen ebenso vieler Gegengründe aus der Beobachtung, wie aus Theorie, nicht zulässig wäre. Die mit der Bildung eines Tuberkels gleichzeitige Wucherung der nahen Gefässendothelien, der eine Blutgerinnung auf dem Fusse folgt, kann leicht zu der Ansicht verführen, dass der Tuberkel innerhalb der Blutgefässe gebildet werde. Uebrigens legt Schüppel seiner Meinung nur eine einzige Beobachtung zu Grunde und ist dieselbe eben einer anderen Auslegung fähig.[1])

Mit diesen Deduktionen habe ich mich auch gegen die Theorie von Waldenburg, welche er in seinem übrigens klassischen Werke über Tuberkulose niedergelegt hat, und welche capilläre Gefässembolien durch corpuskuläre Elemente als den Kern von Tuberkelbildung vertheidigt, ausgesprochen.

Der frische, eben erst entstandene Tuberkel kleinster Grösse ist gallertig weich, diaphan, hat eine ins Graue spielende Farbe. Da wegen seiner diaphanen

---

[1]) Die von Hering (Studien über Tuberkulose 1873, p. 105) ausgesprochene Annahme, dass die Riesenzellen Kunstprodukte seien, entstanden durch die Einwirkung der zur Härtung der mikroskopischen Präparate benützten Flüssigkeit, dass sie den geronnenen Inhalt von Lymphgefässdurchschnitten darstellen, widerlegt sich leicht an frischen Präparaten.

Beschaffenheit die Organfarbe durchgesehen wird, so grenzt er sich häufig nicht ab und entgeht dem blossen Auge.

Ich habe bereits erwähnt, dass, wenn er seine volle Grösse erreicht hat — und bei seiner Gefässlosigkeit ist eine bedeutende Grösse nie zu erwarten — er im Innern fettig degenerirt oder hornartig erhärtet, aussen aber von hypertrophirendem Bindegewebe umschnürt wird. Der Tuberkel wird dann derb, trüb, er opalescirt, gewinnt eine etwas gelbliche Farbe und wird nun leicht erkannt. Diese Veränderung bezeichnet also stets einen Rückgang (die Obsolescenz) des Tuberkels, er wird ein fibroides Korn und kann ganz resorbirt werden.

Bei diesem Rückgange spielt die Umgebung, die sich in Wucherung befunden hatte, eine bedeutende Rolle mit. Die gewucherten Zellen in den Lymphscheiden der feinsten Arterien können die betreffenden Gefässe so umfassen, dass sie und ihr zugehöriger Capillarbezirk kein Blut mehr führen, nicht mehr injicirbar sind. Die ganze nächste Umgebung wird somit in das Verhältniss des Tuberkels oder der Tuberkelgruppe versetzt, alles zusammen verfällt der anämischen Nekrose und sofort der Verkäsung. In diesem Falle sieht der Tuberkel absolut grösser aus, als er eigentlich ist, d. h. man sagt (aber fälschlich) der Tuberkel sei grösser geworden.

Das Ganze kann zu einem käsigen Herde zusammenbrechen und sogar, in seltenen Fällen, in Folge der käsigen Erweichung eine kleine tuberkulöse Caverne darstellen, deren Wand nach aussen Lymphome enthält, nach innen noch käsig ist, während ihr Inhalt aus einem weichen gelben Breie besteht, in welchem die ganze Tuberkelgruppe, die ganze gewucherte Umgebung aus Bindegeweb und Endothelien, sowie aus Organparenchym theilgenommen hat und untergegangen ist. Die Bildung einer käsigen Höhle setzt jedoch nicht nur eine Grösse des Herdes von wenigstens einem Durchmesser von 4—6''', sondern auch voraus, dass die peripheren Zellen festgehalten und selbst excentrisch angezogen werden (wie die Bronchialwände bei Bildung von Bronchiektasie). Fehlen diese Bedingungen, so entsteht keine Höhle, sondern eine Verschrumpfung, eine Verkreidung, welche durch reaktive fibröse Bildungen umkapselt werden, in denen noch völlige Resorption stattfinden kann. Man sagt daher, der Tuberkel habe nicht nur Obsolescenz und Resorption, sondern auch Verkäsung, Schrumpfung, Verkreidung, selbst Höhlebildung zu erwarten. Eigentlich aber macht der Tuberkel keinen anderen Rückgang als den der Obsolescenz und Resorption durch, die übrigen Veränderungen kommen mehr der Umgebung zu, als ihm.

Ich bitte Dich nun, das so eben über Tuberkel im Allgemeinen Gesagte auf den Lungentuberkel zu übertragen.

Auch der Lungentuberkel sitzt überall da und nur da, wo Bindegewebe, Lymphgefässe, feinste Arterien mit Lymphscheiden sich finden.

Wir sehen ihn demgemäss in der inneren Faserschichte der Schleimhaut der grösseren Bronchien, in der Wandung der Bronchiolen, im interlobulären Bindegewebe der Lungen, selbst in der Alveolarwand.

Das Bindegewebe, seine Räume und Gefässe werden bei der Tuberkelbildung formativ mit angeregt, bei dem Sitze derselben in der Alveolarwand und interlobulär auch die Alveolarepithelien,[1]) und wegen der subpleuralen Ausbreitung auch das pleurale Endothel; bei dem Sitze in der Bronchiolenwand nehmen besonders die Endothelien der Lymphgefässe und die Epithelien der Schleimhaut lebhaften Antheil. Die rege produktive Thätigkeit neben der Tuberkelbildung wird jedoch nur so lange sich geltend machen, als eben die Tuberkelbildung frisch und lebendig ist, und sie wird nachlassen und regressiv werden, wenn die Entwicklung der Tuberkel aufgehört hat und ihre Degeneration beginnt.

---

[1]) In Bezug auf die Alveolarepithelien ist es jedoch mehr als „Theilnahme“ an der Tuberkelbildung, denn sie sind als dem Lymphgefässsystem angehörige Endothelien selbst der Sitz der Tuberkelbildung, ihr präexistentes Element, und kriecht die letztere von der Alveolen-Innenwand nur in die wandungslosen Lymphgefässe weiter.

Erinnere Dich nun auch an die früher gegebene Beschreibung der genuinen Desquamativ-Pneumonie, von welcher ich erwähnte, dass sie neben Tuberkulose vorkomme. In der That, die akute Miliartuberkulose der Lungen ist, klinisch im Wesentlichen als Lokalkrankheit aufgefasst, eine Desquamativ-Pneumonie, welche nur dadurch von der reinen genuinen Form unterschieden ist, dass unter den wuchernden Epithelien der Alveolarwand auch Riesenzellen erscheinen und somit der Tuberkel uranfänglich frei in die Lichtung der Alveole zu liegen kömmt, und dass später durch Lokalinfektion in dem gequollenen mit neu sich bildenden Bindegewebelementen versehenen Gerüste auch Miliartuberkel entwickelt werden.

Du weisst jetzt, auf welche Weise sich Miliartuberkel bilden, warum sie in der Regel diffus über beide Lungen von oben bis unten verbreitet, warum in Unzahl in das Parenchym eingestreut sind, kennst ihre specielleren Sitze und die begleitenden Umstände, unter welchen es die wuchernden Alveolarepithelien sind, welche durch eine weit glänzendere Beschaffenheit, durch eine reichere Kernproliferation als in der reinen Desquamativ-Pneumonie modificirt erscheinen.

Die Miliartuberkulose entsteht immer akut und schreitet dabei in ihrer Disseminirung stets nicht nur von der Spitze nach abwärts vor, so dass die jüngsten, kleinsten, weichsten, grauen, diaphanen zu unterst, die grösseren, gelben, derberen, undurchsichtigen zu oberst in einer Lunge zu finden sind, sondern auch vom Alveolarparenchyme gegen die Bronchiolen. Allein diese Eigenthümlichkeit gehört nicht den Tuberkeln, sondern der Desquamativ-Pneumonie an und ist es für die parenchymatöse Affektion gleichgiltig, ob Tuberkel in ihr entwickelt werden oder nicht.

Bei dem Grösser- und Gelbwerden spielt aber ein Moment mit, dessen ich schon oben erwähnte. Es ist nämlich begreiflich, dass da, wo die Tuberkel sitzen, die parenchymatöse Schwellung am grössten ist und so kömmt es fast immer dazu, dass bald nach ihrer Bildung schon eine anämische Nekrose in den zunächst gelegenen Alveolen, also eine akute käsige Lobularpneumonie in punktförmiger Ausdehnung hervorgerufen wird, während eine umfänglichere diffuse käsige Pneumonie selten zu Stande kömmt.

Was man also für grösere, gelbe Miliartuberkel der Lunge hält, stellt sich mikroskopisch nicht blos als ein Tuberkellymphom mit centraler Degeneration dar, sondern als eine nekrotisch und künftig käsige Gruppe von Alveolen mit ihrem desquamirten Epithel neben und zwischen ihnen und zwar bildet diess den grössten Theil des gelben Tuberkels.

Wer bei der Untersuchung die eigentlichen Lymphome übersah, konnte sich daher nicht bequemen, an eine Neubildung zu glauben, sondern behauptete, dass die Miliartuberkel nichts weiteres als Lobularnekrosen seien (Henle). Und wer die Nekrose des Alveolarparenchyms nicht würdigte, der schrieb dem Lungentuberkel allein die Nekrose und käsige Degeneration zu, eine Deutung, welche man bei den meisten Autoren findet.

Besteht nun die grösste Zahl der Tuberkel aus solchen jüngsten Datums, ohne käsige Degeneration der nächsten Umgebung, so wird man mit vollem Rechte den Namen akuter Miliartuberkulose anwenden; wenn aber die meisten durch die besprochene käsige Veränderung einer Alveolengruppe schon gelb und grösser geworden sind, so wird man von subakuter Miliartuberkulose sprechen müssen. Was man aber chronische Miliartuberkulose heisst, stellt in jeder Beziehung ein anderes Bild dar. Hält man daran fest, dass sie die Consequenz einer akuten ist, so werden sich neben den punktförmigen Verkäsungen mit der Dauer des Bestehens der letzteren die Rückgänge im ganzen Lungenparenchyme geltend machen und dadurch Unterschiede genug gewähren. Hast Du Dir die sämmtlichen Eigenthümlichkeiten der reinen Desquamativ- und der käsigen Pneumonie sowie des Tuberkels zu eigen gemacht, so bist Du auch über den weiteren Verlauf der Miliartuberkulose eingeweiht und habe ich nicht nöthig, durch weitläufige Wiederholung Dir die Sache zurecht zu legen.

Die Miliartuberkel mit ihren käsig degenerirten Alveolen liegen nach und nach — und diese rückgängigen Processe beginnen wieder zuerst in den Lungenspitzen und sind daher auch hier stets am entschiedensten ausgesprochen — entweder in ganz gesundem Lungengewebe oder es befindet sich dasselbe in chronischer Fettdegeneration und damit in reicher myeliner Degeneration; von den Spitzen an sieht man auch die diffuse Verdichtung und Cirrhose sich entwickeln, aber gewöhnlich nur in geringeren Graden. Die tuberkulösen Lymphome sind oft schon in den käsigen Punkten, meist aber in den cirrhotischen, fibroid, obsolet geworden oder ganz untergegangen. Es würde dann schwer fallen, anzugeben, ob das Vorliegende aus Peribronchitiden und käsiger Lobularpneumonie oder aus diffuser reiner oder käsiger Desquamativ-Pneumonie stamme, oder ob wirklich Miliartuberkulose vorgelegen war, wenn nicht noch jüngere Tuberkel die Anwesenheit des charakteristischen Processes darthun würden. Da die Obsolescenz und Resorption am frühesten in den Tuberkeln des Alveolarparenchyms geschieht — und dass sie heilen können, muss auf das Bestimmteste hervorgehoben werden — da es später oder vielleicht gar nie in denen der Bronchialwand zur Resorption derselben kömmt, weil hier die Endothelbetheiligung der Lymphgefässe einerseits und die cirrhotische Verdichtung zu bedeutend ist, so tritt ein sehr bemerkenswerther Umstand hervor, nämlich die Tuberkel scheinen gewissermaassen vom Parenchym, aus welchem sie verschwunden sind, immer weiter gegen und in die Bronchiolen durch Lokalinfektion vorzurücken, oder mit anderen Worten, die früher im Alveolarparenchyme dichtstehenden Miliartuberkel stehen jetzt, den Bronchialröhren entsprechend, in immer grösseren Entfernungen von einander.

Diese letzteren fallen dann mit Peribronchitis nodosa, die ja als chronische Miliartuberkulose gilt, zusammen.

Wie Du aus den allgemeinen Angaben über die Existenzphasen des Tuberkels und den jetzigen entnommen hast, wird Dir klar sein, dass es in der Lunge selbst, nämlich in ihrem Parenchyme, in Wirklichkeit keine andere als eine akute Miliartuberkulose gibt, die aber in mehreren akuten Nachschüben sich ausbreiten kann.

Eine sekundäre catarrhalische Capillarbronchitis ist in gewissem Grade bei akuter Miliartuberkulose der Lungen häufig, aber nicht immer vorhanden; sie kann im ersteren Falle aber so gering sein, dass der Husten ganz fehlt. Ist ein solcher da und mit Auswurf verbunden, so wird der letztere durch das Mikroskop sich charakterisiren lassen.

Der Desquamativ-Pneumonie gehört die Cyanose, welche bei Miliartuberkulose beobachtet wird, zu, ebenso die daraus abzuleitende Fettdegeneration, welche alle Organe und Gewebe des Körpers befallen kann, Momente, welche zur Beendigung des Lebens nicht ohne Einfluss sind.

Zehnter Brief.

Heute will ich Dich mit der Aetiologie der Tuberkulose unterhalten, welche Du zwar bis in die neuesten Phasen herein schon kennst und mit mir verfolgt hast, die aber in meinen Briefen, zu Schlusssätzen resumirt, nicht fehlen darf.

Seit ich als Lehrer auftrat (1847), verfolgte mich der Gedanke, dass die Miliartuberkulose eine specifische Resorptions- und Infektionskrankheit sei.

Es mag sein, dass auch Andere das Gleiche dachten. Allein mit bloss hingeworfenen Sprüchen ist nichts gewonnen; sie können kaum als wissenschaftliche Hypothesen betrachtet werden, deren Wahrheit oder Unstatthaftigkeit erst durch sorgfältig beobachtete Thatsachen erwirkt werden soll. Solche Gedanken zu haben, solche Hypothesen aufzustellen, ist verdienstlos, sie drängen sich durch den Entwicklungsgang der Wissenschaft einem Jeden, der ihm folgt, von selbst auf; Verdienst könnte nur der beanspruchen, der sich bestrebt, ihre Wahrheit zu beweisen, der den ausgesprochenen Satz, wenn nicht zum Gesetze erhebt, so doch zu dem unantastbaren Schlusse einer lückenlosen Reihe gefundener Thatsachen combinirt. Mir war es daher in Bezug auf die Miliartuberkulose stets darum zu thun, diesem Ziele näher zu rücken, anatomische Stützen und Begründungen für die neue Idee zu gewinnen und wagte ich 1856 die erste Veröffentlichung des Gefundenen.

Seit dieser Zeit ist die Idee zu einer Theorie ausgebildet worden und zwar besonders in Folge der vielen gelungenen Impfversuche Villemin's (1865) und Anderer. Ich selbst hatte schon im Jahre 1856 und zum zweiten Male 1859, also 9 und 6 Jahre früher als Villemin, Impfversuche an Kaninchen angestellt, jedoch mit unzureichendem Erfolge und begnügte ich mich desshalb mit aus dem menschlichen Kadaver entnommenen Beweismitteln, welche mir die tuberkulöse Infektion für den Menschen, um welche es sich — möge man den Impfversuchen an Thieren einen noch so hohen Werth zuerkennen — doch eigentlich handelt, feststellten.

Die Infektionstheorie hat gewichtige Anhänger gefunden, unter ihnen Niemeyer, Hoffmann, Waldenburg,[1]) Biermer, Oppolzer, Billroth etc., ja der erste der Genannten hat durch die Aufstellung klinischer Bilder, welche die Tuberkulose und die damit in Zusammenhang stehenden krankhaften Lungenzustände decken sollten, sie erst recht eigentlich ins Leben eingeführt. Immer fehlt aber noch die Zustimmung von einzelnen bedeutenden Autoritäten und dürfte es wohl am Platze sein, ihrer Einsprache in etwas zu begegnen. Allerdings stellt sich dabei heraus, dass die Infektionstheorie noch mangelhaft ist und liegt mir daran, diese Mängel womöglich zu beseitigen. Die Theorie ruht auf folgenden Sätzen:

1) Die Grundlage für die Entwicklung der Miliartuberkulose ist ein käsiger Herd. Die Aufnahme von Bestandtheilen aus einem solchen in die Blut- und Lymphgefässe veranlasst die multiple Entwicklung von Tuberkeln (Selbstinfektion). Das besondere Irritament im Blute, dessen ich im vorigen Briefe erwähnte, ist somit gefunden, es ist ein infektiöses. Das erste Beweismittel dafür, dass käsige Herde den Ausgangspunkt bilden, liegt in der fast constanten Anwesenheit eines oder mehrer käsiger Herde im Körper.

Dieses Zusammentreffen von gelben, haselnuss- bis walnuss-

[1]) Zum Theil jedoch nur.

grossen Massen (cruden Tuberkeln, wie man sie nannte) mit Miliartuberkulose war wohl schon Laënnec, Rokitansky u. A. bekannt. Allein Rokitansky verwerthete es nicht genetisch und Laënnec hielt bloss die erweichten Herde (Lungenkrankheiten I, p. 438 und 512) für wirksam und täuschte sich über deren eigene Beschaffenheit. Virchow, nicht gerade für die Infektionstheorie eingenommen, gesteht (Geschwülste II, p. 724) zu, „dass man wohl die Frage aufwerfen könne, ob es überhaupt eine Miliareruption ohne Präexistenz käsiger oder gar im Sinne Laënnec's erweichter Mutterknoten gäbe und dass man dieselbe dahin beantworten müsse, dass dies überaus selten sei. Wenn man genau nachsehe, finde man jedesmal einen Käseknoten von älterem Datum."

Ich selbst habe niemals behauptet, dass sie ausnahmlos vorhanden seien und verstehe ich nicht, wie man (Virchow l. c., Niemeyer-Ott l. c, p. 495, Schüppel Lymphdrüsentuberkulose p. 131) dazu kommt, mich zu beschuldigen, ich hätte ihre constante Anwesenheit proklamirt; das „fast" hat man eben unberücksichtigt gelassen. Ich habe im Gegentheile (Wiener Wochenschr. 1859. No. 13) in einer Zusammenstellung von 84 Fällen constatirt, dass ein käsiger Herd 7mal, d. h. in 8,2 % nicht aufgefunden werden konnte. Bei einer neuerlichen Statistik von 300 Fällen, ergab sich das Verhältniss wider mein Erwarten noch ungünstiger, 10 %; allein immerhin bleibt die Anzahl der Fälle, in welchen sich ein käsiger Herd findet, eine so überraschend grosse, dass sie nach wie vor als Grundlage für die Theorie Geltung hat.

Nicht minder wichtig ist 2), dass der käsige Herd, welcher zu Miliartuberkulose führt, seiner Abstammung nach auf früher abgelaufene entzündliche Zustände zurückweist.

Käsig degenerirter Eiter im Bindegewebe, von welchem ich ein Beispiel aus einem Psoasabscesse kennen lehrte (Wiener Wochenschrift a. a. O.), käsige Herde in vorher entzündlich gereizten (skrophulösen) Lymphdrüsen, den äusseren wie inneren in Knochen, besonders den Wirbelkörpern und den Gelenkenden, in den Hoden, in der Schleimhaut des Uterus und der Tuben, des Darmkanals, im Gehirne, käsig degenerirte eiterige Exsudate seröser Häute, Herde aus käsiger Pneumonie, ihrer Cavernenwand, kleineren embolischen Infarkten, seltener käsig degenerirte Peribronchitis etc. geben das gewöhnliche Material für die Infektion ab.

Damit stimmen auch die meisten Impfversuche und wo erfolgreiche Stoffe zur Impfung verwendet wurden, welche nicht entzündlichen Ursprungs waren, da hatte sich vorher an der Impfstelle Entzündung eingestellt und war durch käsige Degeneration ihres Produktes die Selbstinfektion veranlasst worden (Waldenburg).

Muss aber den käsigen Herden die entzündliche Abstammung innewohnen, so ist damit der negative Erfolg bei anderen Stoffen erklärt, ja noch mehr, wenn man etwa auf die Impfung von Krebs eine der Miliartuberkulose ähnliche Infektion, eine miliare Carcinose, wahrnimmt, die dann durch ihre histologischen Bestandtheile sich von Miliartuberkeln wohl unterscheiden lässt, so ist man genöthigt, in dem infektiösen Stoffe der käsigen Herde, auf welche Tuberkulose folgt, etwas Specifisches zu erblicken. Mag man in der Entzündung nichts Specifisches sehen, auch nicht einmal in der käsigen Degeneration ihrer Produkte, so ist doch die Wirkung, die Erzeugung der Miliartuberkel, die sich von allen anderen Neubildungen durch ganz bestimmte anatomisch-histologische Charaktere unterscheiden lassen, etwas Eigenthümliches, Specifisches, und ist es nur ein logischer Zwang, auch die Ursache, den durch die käsige Degeneration erzeugten Tuberkelstoff, einen specifischen Infektionstoff zu nennen.[1])

Damit die Resorption und Infektion mit Leichtigkeit und ungehindert von Statten gehen könne, ist nöthig, dass 3) der

---

[1]) Auf die Annahme Schüppel's, dass die Entzündung, welche zu käsiger Degeneration und Tuberkulose führt, schon eine besondere (skrophulöse) sein müsse, komme ich später zurück.

käsige Herd nicht vollständig abgekapselt, nicht allseitig von festem fibroidem Gewebe umgrenzt sei.

Es ist diess ein Punkt, welcher von Vielen übersehen wurde. Es können nämlich käsige Knoten vorhanden sein, ohne dass sie zu Tuberkulose führen und diese Thatsache wurde nicht minder als Beweis gewählt gegen die Richtigkeit der Infektionstheorie. Wenn man dagegen anführt, dass auch nicht jeder Jaucheherd zu Pyaemie führt, so ist diess wohl auch eine Thatsache, aber ein schwacher Erklärungsversuch. Besser könnte man mit Niemeyer-Ott annehmen, dass die käsigen Massen durch fortschreitende Veränderung ihre perniciösen Eigenschaften verlören. Weit schlagender dagegen ist die Abkapselung, und geben Cirrhose, demarkirende Vernarbung auch kein absolutes, so doch ein bedeutendes Hinderniss für die Resorption. Der von Schleimhautoberflächen abgesonderte und in deren Kanälen zurückgehaltene Eiter ist, selbst wenn er vollständig käsig degenerirt sein sollte, nicht geeignet, eine Infektion zu erzeugen. Catarrhalische Pneumonie und Bronchitis, croupöse Pneumonie und Bronchitis sind kaum jemals befähigt, Miliartuberkulose zu wecken. Dagegen ist es die aus käsigen Entzündungsprodukten entstandene käsige Masse im Bindegewebe, welche gewissermaassen mit ihren Wurzeln in die Blut- und Lymphgefässe hineinragt, und, ehe das Bindegewebe narbig hypertrophirt ist, zur Infektion Veranlassung gibt.

Ein wichtiges Beweismittel für die Entstehung der Miliartuberkel durch Resorption liegt 4) in der Nachbarinfektion. Diese Nachbarinfektion geschieht wahrscheinlich nur durch Lymphgefässe oder die Saftkanäle. Die Tuberkel erscheinen nämlich in grösster Anhäufung stets in der nächsten Nähe um den Infektionsherd und schreiten von da sprungweise in excentrischen Linien weiter. Je jünger die Infektion ist, um so mehr findet man die frischesten, kleinsten Granulationen zunächst dem Ausgangspunkte; je länger sie schon währte, um so mehr liegen die ältesten und grössten, schon gelb gewordenen und durch Aufsaugung der kleinsten dazwischen scheinbar weiter auseinander gerückten Tuberkel um den Infektionsherd, die frischesten, grauen, dichtest gesäten dagegen am weitesten von ihm entfernt. Wenn der Infektionsherd in der Lunge selbst liegt, so befindet er sich am häufigsten in den Lungenspitzen und verhält sich also auch die Nachbarinfektion entsprechend.

Als ganz schlagendes Beispiel für die Nachbarinfektion führe ich an, wie bei einem 8jährigen Mädchen in Folge käsiger Caries der unteren Brustwirbel nach vorausgegangener Pleuraverwachsung die weitergreifende Ulceration das Parenchym des unteren rechten Lungenlappens s. v. v. angefressen hatte. Einzig und allein nur in diesem Lappen und am dichtesten im Umkreise des Geschwüres hatten sich Miliartuberkel entwickelt und breiteten sie sich excentrisch, aber in einer für die Lungen in der Regel nicht anzutreffenden umgekehrten Weise, von unten nach aufwärts, aus. Analog bilden sich nur in der pia mater bei käsigen Herden im Gehirne, nur auf dem Darmüberzuge, den Darmgeschwüren entsprechend, etc. Miliartuberkel. So sah ich einmal von einem rechtseitigen käsig eingedickten Psoasabscesse aus anstatt einer allgemeinen Infektion nur eine lokale dadurch entstehen, dass das angewachsene Coecum und nur dieses mit Miliartuberkeln aussen und durch und durch, in kleinen Gruppen selbst bis auf die Schleimhaut, über- und durchsät war. Zenker gibt (Sitz. Ber. der Erlang. phys. med. Societ.) an, dass es kaum beweiskräftigere Bilder für die ursprüngliche Beziehung der Miliartuberkulose zu käsigen Ablagerungen gebe, als die Fälle von örtlich beschränkter Muskeltuberkulose. Aehnlich bilden sich zunächst um einen Furunkel, um ein eiterndes Vesikator Pusteln, um eine Impfpustel masernähnliche Exantheme etc.

Die Nachbarinfektion entwickelt sich gewöhnlich in verhältnissmässig langsamer Weise und dürfte die Bezeichnung „chronische Tuberkulose" wohl dafür passen; sie ist es auch, welche aus dem Lungenparenchyme längs der Bronchialscheiden vorschreitet und die gruppirte oder diskrete chronische Miliartuberkulose (die Peribronchitis nodosa) veranlasst.

Wie sich aber in gewissen Fällen nur Nachbarinfektion

ergibt, so entsteht in anderen Fällen eine allgemeine Infektion; ja diese Allgemeininfektion ist 5) ein weiterer Beweis für die ganze Lehre. Dafür muss wohl Blutinfektion angenommen werden. Man beobachtet nämlich das Bestehen mehr oder weniger gleichzeitiger Miliartuberkel, also frische, graue, diaphane, von kleinster Grösse, in fast allen Organgeweben, auf akute Weise entstanden, selbst wenn nur ein einziger Infektionsherd im Körper und an welcher Stelle immer er zugegen war. Ausser den Lungen sind es die basalen Theile der pia mater des Gehirnes, die Schleimhaut der Luftwege, der Digestion, die serösen Häute, der Herzmuskel, die Leber, die Milz, die Nieren etc., welche besondere Wahlorte der Tuberkeleruption darstellen. Von ganz besonderer Bedeutung sind dabei die in der Chorioidea des Auges entwickelten Tuberkel.

Am häufigsten ereignet sich allgemeine Infektion in einem Alter unter 24 Jahren, d. h. in der Zeit des Körperwachsthums, der lebendigeren Lymphe- und Blutbildung, welche also vorzugsweise zur allgemeinen Infektion disponirt. Nicht nur das anatomische, sondern auch das klinische Bild einer allgemeinen Infektionskrankheit liegt vor uns. Diese allgemeine Miliartuberkulose war es vorzugsweise, welche den Anstoss zum Aufbau der Infektionstheorie gab. Und gerade sie soll in 10% der Fälle nicht von einem käsigen Herde abhängig gewesen sein? Schon früher fügte ich desshalb die Bemerkung bei, dass durch ein negatives Sektionsergebniss die Nichtexistenz eines Infektionsherdes noch nicht erwiesen sei, da nach Analogie der Infektionsstoffe auch vom Tuberkelstoffe nur ein Minimum benöthigt sein dürfte, die Krankheit zu erzeugen. Dann ist auch nicht in Abrede zu stellen, dass der infektiöse Stoff nicht nothwendig auf einen Herd zusammengedrängt zu sein braucht, sondern dass jener Stoff etwa aus der rückgängigen Metamorphose, welche durch allgemeine Ernährungsänderung im Körper vertheilt, erzeugt und entwickelt werden könnte. In der That, 4/5 der Fälle, in welchen ein käsiger Herd nicht gefunden wurde, lassen sich unter die eben genannte Rubrik stellen, ja merkwürdigerweise standen

$^3/_5$ in dem Alter von 50—60 Jahren, in dem vierten Fünftheile waren schwere Krankheiten (Puerperalfieber 3, Typhus 2, Morbus Brightii 1) vorausgegangen, so dass nur $^1/_5$ oder mit anderen Worten 6 Fälle unter 300, d. h. 2 % unerklärt blieben. Diese Fälle würden mit der Ditterich'schen Infektionstheorie zusammenfallen, insoweit es sich um die Definition der Ursache handelt, nicht aber in Bezug auf den Erfolg. Hoffmann hat (Deutsches Archiv. f. klin. Med. III. l. p. 122) diese Differenz sehr wohl herausgefühlt: „nirgends ist von Ditterich das Auftreten von Miliartuberkeln erwähnt, sondern das Hauptgewicht auf entzündliche Erkrankungen gelegt."

Hier würden sich auch Beobachtungen, welche Waldenburg (p. 508, 509) zusammengestellt hat, anreihen lassen, wo nach perforirendem Magengeschwüre, nach Diabetes, Banting-Kur, nach Unterdrückung gewohnter Absonderungen (chronischer Exantheme, Geschwüre, Blutungen) Tuberkulose entstand.

6) Ein gewichtiges Beweismittel ist der Sitz der Miliartuberkel im lymphgefässführenden Bindegewebe der Organe, die Analogie in ihrem histologischen Baue mit den normalen lymphoiden Organen des Körpers, selbst in der physiologischen Bedingung (nicht etwa in der Funktion), welche sie ins Leben ruft.

Als pathologisch gekennzeichnet und verschieden von den normalen lymphoiden Organen sind sie wohl durch ihr Auftreten an ungewöhnlichen Orten (heteroplastische Bildungen), und unter entzündlicher Irritation der Nachbargewebe, in ungeregelt zahlloser Menge, durch ihre baldige derbere Beschaffenheit, d. h. die Verhornung des Protoplasmas ihrer Zellen, durch die Gefässlosigkeit (E. Wagner), durch die Riesenzellen (Schüppel), durch ihren transitorischen Beruf, d. i. die Neigung zu baldiger Degeneration und fibroider Schrumpfung. Dienen nämlich, wie allgemein angenommen wird, die normalen lymphoiden Organe der Blutbildung, und lässt sich diess darin erkennen, dass die Schwankungen ihres Daseins, einerseits ihr Erscheinen oder ihre Vergrösserung, d. h. die regere Zellenbildung in ihrem Innern und andererseits ihr Verschwinden mit der jeweiligen Beschaffenheit des Blutes in direktem Zusammenhange stehen, z. B. im physiologischen Zustande mit Sättigung oder Hungern, im krankhaften Zustande bei Leukaemie, Skrophulose, Typhus etc., so liesse sich diese Anschauung auch für die Tuberkulose verwenden. Das Auftreten der Tuberkellymphome müsste als die nothwendige Folge einer gewissen Blutbeschaffenheit oder umfassender ausgedrückt, einer gewissen Beschaffenheit der Gewebsäfte angesehen werden, erzeugt durch die Aufnahme und den Anreiz käsigen Stoffes.

Der letztere würde nämlich nicht so ohne alle Nebenveränderung in die Lymph- oder Blutgefässe aufgenommen werden und darinnen weiterfliessen, sondern durch samenähnliche Wirkung die Bildungsthätigkeit der Bindegewebkörper und Lymphgefässendothelien erwecken, sich in Produktion und Proliferation von Zellen und Kernen manifestiren. So entstünden die Miliartuberkel im Umkreise des Infektionsherdes oder in entfernteren Organen oder allgemein.

In dieser Weise aufgefasst, sind die Tuberkel kein einfaches Sediment aus einem dyskrasischen Blute, denn es gehört zu ihrem Entstehen eine ganz bestimmte Anregung und eine ganz bestimmte Organisationsthätigkeit; sie sind auch nicht durch chemische und formelle Zerlegung umgewandelte Exsudate, denn sie verhalten sich ursprünglich wie neugebildete Gewebe und verfallen der Zersetzung erst, wenn sie ihre Entwicklung vollendet haben. Sie können auch unmöglich einfach emigrirte und häufchenartig angeschwemmte farblose Blutkörper, aus primären Entzündungsherden entstandene sekundäre Entzündungsherde sein, denn daraus würden Eiterherde, keine Lymphome resultiren, es müssten für die Eiterherde punktförmig zerstreute Stationen der Emigration angenommen werden, es müsste der Infektionsherd wie bei der Pyaemie zur Zeit der Produktion der sekundären Herde noch frisch sein. Bestünden die Tuberkel wirklich aus Lymph- oder Blutkörpern, so würde allerdings die Annahme, welche von einigen Autoren im Gegensatze zur Infektionstheorie aufgestellt wurde, die embolische Theorie, Boden gewinnen

(Panum, Wyss, Waldenburg). Allein der Embolus ist nur conjektural, niemals wirklich beobachtet worden und würde auch die Verschleppung corpusculärer Elemente aus dem käsigen Herde wirklich dargethan worden sein, so würde wohl ein Embolus aus zerfallener, käsiger Gewebsmasse den Tuberkel darstellen müssen, dagegen würde sich die Entwicklung des Lymphoms immer nur durch molekuläre Contaktwirkung, durch Infektion erklären lassen. Lymphgefässthrombose da, wo durch Endothelwucherung und Tuberkelbildung Anlass dazu gegeben ist, durch mechanische Verschleppung erklären wollen, wird wohl Niemanden beifallen.

Hier wäre indess der Punkt gefunden, in welchem sich die embolische und meine Infektionstheorie versöhnen liessen. Denkt man sich nämlich den Infektionsstoff — und ich sehe dabei von der chemischen Beschaffenheit ab — samenähnlich, d. h. als eine Flüssigkeit, in welcher sich Körperchen ähnlich den Spermatozoiden mit spontaner Bewegungsfähigkeit und mit der Rolle betraut, den Contakt und die katalytische Wirkung des specifischen, aus der käsigen Masse erzeugten Stoffes zu vermitteln, finden; so würde das „Corpuskuläre“ allerdings nicht in abgelösten käsigen Bröckchen von einer Grösse, die im Stande wäre, in Blut- und Lymphcapillaren stecken zu bleiben, auch nicht in amöboiden Zellenkörpern — denn in der käsigen Masse gibt es nur mehr abgestorbene zellige Elemente, nur verschrumpfte Kerne, alles Uebrige ist Detritus geworden — auch nicht einmal in solchen Zellenrudimenten zu suchen sein, also in nichts, was eigentlich Embolie zu erzeugen im Stande wäre, sondern einzig und allein in den nur molekulären Bakterien, deren ich p. 70 Erwähnung that und die in den käsigen Massen anzutreffen sind. Die Bakterien, unter welchen wenigstens für die stäbchenförmigen eine spontane Beweglichkeit dargethan ist, durch den Saftstrom der Gewebe mit den Bindegewebkörpern und Endothelien in Berührung gebracht, bohrten sich in das Protoplasma derselben ein, vermehrten sich auf dessen Kosten bis zu einem gewissen Grade und gäben zugleich den Impuls zur Kernproliferation.

Das Resultat wäre die Erzeugung einer Riesenzelle, welcher die übrigen Elemente des Tuberkels nachfolgten.

Die Körnchen innerhalb der Riesenzelle sind in der That nicht bloss Proteïn- oder Fettmoleküle, sondern zu einem grossen Theile Kugel- und Stäbchenbakterien (p. 99. Anm.). Wo die Vermehrung der Bakterien nicht auffallend wäre, käme es wenigstens zur Bildung epithelähnlicher Zellen oder doch zur Anhäufung cytoider Körperchen, wie bei normalen Lymphfollikeln.

Hatten die Bakterien vielleicht schon dazu beigetragen, in der käsigen Masse den specifischen Stoff zu erzeugen, so würden sie nunmehr die Vermittler der Infektion darstellen und damit würde auch die Möglichkeit zugestanden (Klebs Arch. f. exper. Path. I. p. 59), dass es ein Pilzcontagium für die ächte Tuberkulose geben könne.

7) Die Tuberkulose steht als Infektionskrankheit nicht isolirt, sondern findet ihre Vertheidigung auch in anderen krankhaften Zuständen, namentlich in der schon erwähnten miliaren Carcinose. Diese verdankt ihr Dasein ebenfalls einer Infektion von einem primären Krebse aus und brechen sofort multiple Ablagerungen im nächsten Bezirke oder allgemein aus. Und doch unterscheiden sich miliare Tuberkulose und Carcinose wesentlich, indem die in den krebsigen Lymphomen vorkommenden Zellen ganz anders beschaffen sind und somit einen besonderen, dort nur in käsigen Enzündungsprodukten, hier nur in Krebsen erzeugbaren, Infektionsstoff voraussetzten.

Die miliare Carcinose ist wohl im Gegensatze zu jenen sekundären Krebsen selten, welche in Folge der mechanischen Verschleppung zelliger, lebensfähiger Elemente erzeugt werden, und genau die gleiche Bildungsrichtung der primitiven Herde, wie die Pigmentkrebse, die bösartigen Osteoide, die Gallertkrebse, die Platten- oder Cylinder-Epithelkrebse beweisen, verfolgen. Diese embolisch hervorgebrachten Sekundärkrebse dürfen mit krebsigen Lymphomen nicht verwechselt werden. Ebenso dürfen hier die sekundären Sarkome, Enchondrome, Fibrome und Osteome angezogen werden, welche gleichfalls mit dem eigenthümlichen unverkennbaren Bau der Lymphome nichts zu schaffen haben.

Was jedoch die Krebse zur Infektion befähigt, ist das ihnen eigenthümliche degenerative Moment. Sämmtliche Krebse sind nämlich nicht ihrer ursprünglichen Struktur nach, sondern wegen der Degeneration, welche sie trifft, krebsige Neubildungen; Fibrome und Osteome, Enchondrome und Sarkome, vorzugsweise aber Adenome werden durch Degeneration bösartig; was sie zu Krebsen stempelt, sind die aus der Degeneration entfallenden Produkte, die zu Resorption und Infektion führen. Es ist ein Verhältniss, wie für die Pyaemie und die Tuberkulose; so lange eine Entzündung blüht, so lange ihre Produkte nicht jauchig oder käsig degeneriren, ist die Resorption und Infektion nicht möglich, und so lange eine Neubildung nur wuchert, bleibt sie gutartig, eine miliare Carcinose ist nicht zu befürchten.[1])

8) Dem eben besprochenen Momente wäre zu Gunsten der Infektionstheorie auch die Uebertragbarkeit der Tuberkulose von einem menschlichen Individuum auf das andere anzuschliessen. Ich meine hiebei nicht die Vererbung von Eltern auf Kinder, sondern die unmittelbare contagiöse Mittheilung theils in demselben Körper, theils von Individuum auf Individuum. So führt Rindfleisch (p. 349) das Beispiel der lokalen Uebertragung von der Pleura pulmonalis auf die costalis in umschriebenem Bezirke auf und ich sah ein ächt tuberkulöses Geschwür am Zungenrande sich der anliegenden Wangenschleimhaut mittheilen. So häufen sich mehr und mehr die Fälle von Ansteckung zwischen Mann und Frau, obwohl hier vielleicht dieselben Bedenken gelten dürften, wie bei der Vererbung. Es träfe jedoch zusammen mit der eminenten Contagiosität des Pferderotzes, der eine ausgesprochene Miliartuberkulose ist, mit der allgemeinen Syphilis, welche ihre Analogie auch dadurch nicht verkennen lässt, dass die histologische Beschaffenheit der

---

[1]) Die Andeutungen, welche ich hier in Bezug auf die Begriffsbestimmung von Krebs gegeben habe, hoffe ich an einem andern Orte ausführen zu können.

frischen Syphilome mit denen der tuberkulösen Lymphome zum Verwechseln ähnlich ist.

9) Als Stütze für meine Theorie wäre auch noch anzuführen, dass die Tuberkulose sich in der Regel mit anderen Infektionskrankheiten zusammen nicht findet.

Auch diese Ausschliessungsfähigkeit, die als keine absolute anzusehen ist, hat bekanntlich Rokitansky — freilich nicht mit der Ausscheidung wahrer Tuberkulose von den parenchymatösen Lungenentzündungen — zuerst aufmerksam gemacht und führt er vor Allem Krebs und Typhus an. Ich kann, soweit meine Erfahrungen reichen, dasselbe von Pyaemie behaupten und habe ich schon längst auf das seltene Zusammentreffen der Tuberkulose mit chronischen Vereiterungen, insbesondere mit Caries, aufmerksam gemacht (Ber. über 280 Sekt. etc. p. 111). Dieses letztere Verhältniss haben Billroth und Menzel (Langenbeck's Archiv f. Chirurgie XII. p. 365) auf Grundlage einer grossartigen Statistik bestätigt. Solche negative Beweise sagen bloss, dass wo kein käsiger Herd ist, Tuberkulose nicht zu erwarten ist.

10) Als letzter, aber schlagendster Beweis für das Recht, die Tuberkulose als eine Resorptions- und Infektionskrankheit hinzustellen, ist wiederholt der Erfolg der Impfung, die Uebertragbarkeit der Tuberkulose auf Thiere zu betonen, ein Forschungsresultat, in welchem die experimentelle Pathologie ihre glänzendsten Triumphe feiert.

Elfter Brief.

Ich darf das Kapitel der Tuberkulose nicht verlassen, ohne noch die Frage besprochen zu haben: sind die Tuberkel Entzündungsprodukte? und was ist unter tuberkulöser Entzündung zu verstehen?

In Bezug auf die erste Frage ist meine Stellung eine besondere. Thatsache nämlich ist die Coexistenz der akuten Miliartuberkel mit Entzündung (Desquamativ-Pneumonie begleitet, wie ich im neunten Briefe erwähnte, die Entwicklung der Tuberkel in der Lunge); dass daher die Tuberkel Ursache der Entzündung oder Folge derselben seien, ist damit nicht gegeben. Man hört nämlich häufig die Ansicht, der Tuberkel wirke als Reiz auf die Umgebung, erzeuge Entzündung, eine Ansicht, welche sich über die alte naive Vorstellung, zufolge welcher nach geschehener Blutverderbniss nur ein einfaches, kritisch-günstiges Auswerfen und Ablagern der Schlacken in Form von Tuberkeln zu Stande käme, welche dann für sich wieder schädlich werden und als Fremdkörper Entzündung erregen, kaum erheben würde. Mit der Erfahrung, dass die Entwicklung der Miliartuberkel eine akute Gewebbildung darstelle, an welcher in einer gewissen Zonenbreite alle normalen Elemente theilhaben, und dass dieselbe als akuter Process unter entzündlichen Phänomenen erscheine, hört natürlich eine zeitliche Scheidung des einen und anderen Vorganges in ein genetisches Nacheinander, statt Neben- und Miteinander auf; sie sind gleichzeitig, beide Effekte derselben Ursache. Die akute Miliartuberkulose ist daher, lokalisirt betrachtet, nur eine Entzündung mit Tuberkelentwicklung.

Man wird sich jedoch nicht so ohne Weiteres dazu verstehen, den Vorgang bei allgemeiner Miliartuberkulose einen entzündlichen zu nennen, ebenso wie man sich bei anderen allgemeinen Ernährungsstörungen (z. B. bei allgemeiner akuter Fettdegeneration) gesträubt hat, sie unter den Begriff „Entzündung" zu subsumiren.

In dem Worte Entzündung liegt die Eigenschaft ununterbrochener Infiltration eines Gewebes mit Entzündungsprodukten, soweit der Rayon der Entzündung reicht. Tuberkel nun sind allerdings bald diskret gestellt, bald aber liegen sie so dicht aneinander, selbst componirt und zu Conglomeraten vereinigt, dass man von einem tuberkulösen Infiltrate sprechen könnte.

Mit der Annahme eines solchen wäre die Thatsache nicht aufgegeben, dass den Tuberkeln immer und immer, das verlangt eben ihr Name, die unscheinbare abgeschlossene Form zukomme, wenn sie auch noch so eng aneinander liegen. Es gibt streng genommen keine diffusen Tuberkel. Was hier ins Gewicht fällt, ist eine ganz andere Erscheinung.

Ich muss auf den bei der käsigen Pneumonie angegebenen Befund zurückerinnern, den ich als die wichtigste Ursache hervorhob, warum die Desquamativ-Pneumonie nekrosirt: „auf eine die feinsten Arterienverzweigungen diffus begleitende, in ihrer adventitiellen Scheide sitzende, diese wegen ungleicher Mächtigkeit bald zu Höckern auftreibende, bald sich allmälig verlierende, bald wieder allmälig anhebende Zellenentwicklung mit wuchernden kleinen, glänzenden Kernen." Ich erwähnte dort auch, dass dieses zellige Infiltrat jeder genuinen Desquamativ-Pneumonie — zum Unterschiede von der consekutiven — zukomme und zwar meistens in so erheblicher Menge, dass sie die käsige Pneumonie viel häufiger als die reine Desquamativ-Pneumonie beobachtet wird. Forscht man nach dem Ausgangspunkte der gewucherten Zellen, so ergibt sich, dass sie ihre Wurzel theils in den zelligen Bindegewebelementen (wie bei der reinen Desquamativ-Pneumonie), theils in den Endothelien der Lymphgefässe, besonders in denjenigen, welche sich in der adventitiellen Arterienscheide befinden (wie bei der käsigen Pneumonie) und endlich in den Alveolarepithelien selbst haben. Die Wucherung in beiden Lagern erklärt das Diffuse der Anordnung, wenn sie auch ungleich auftritt, sie erklärt auch die eigenthümliche Tendenz einestheils zur Bindegewebhypertrophie (Cirrhose), anderntheils zur käsigen Degeneration der vom hypertrophischen Bindegewebe eingeschlossenen Lymphgefäss- und Alveolarepithelien.

Hatte man früher Unrecht, Alles, was käsig war, Tuberkel und desshalb die käsige Pneumonie eine tuberkulöse zu nennen, so glaubte man nach dem Auffinden solcher zelliger Infiltrate neuerdings ein Recht gewonnen zu haben, von tuberkulösem Infiltrate, von tuberkulöser Entzündung, von diffusem Lymphadenom zu sprechen, ja um so mehr, als man auch an Miliartuberkeln Ausläufer und Radien kennen lernte, welche genau dieselben Ausgangs- und Endpunkte an sich trugen, nämlich Endothelwucherungen mit käsiger Degeneration in Lymphgefässen und umgürtende Bindegewebhypertrophie.

Allein nach dem jetzigen Wissen über das Wesentliche des Tuberkels dürfte doch die Frage, ob das zellige Infiltrat ein tuberkulöses sei, nicht desswegen bejahend entschieden werden, weil die Zellenentwicklung bald gleichmässig, bald in wirklichen Höckern auftritt und dann das grobanatomische Bild von Tuberkeln gibt; denn erst der Nachweis von Lymphombildungen würde demselben den specifischen Stempel aufdrücken, es zum tuberkulösen Infiltrate machen und in der That, Tuberkellymphome können in dem cellulären käsig degenerirenden Infiltrate aufgefunden werden.

Bei der Begriffsbestimmung einer tuberkulösen Entzündung kämen demnach folgende vier Verhältnisse zur Beurtheilung:

1) Man könnte jede Entzündung mit käsigem Endprodukte, welche Tuberkelinfektion nach sich zieht, schon als tuberkulöse Entzündung bezeichnen; denn sie ist eine Entzündung, welche den Keim für Tuberkulose in sich birgt, wenn auch am Entzündungsherde selbst, früher und später, nichts von Tuberkeln zugegen wäre.

Eine solche Definition würde jedoch erst hinterher, gewissermaassen post festum, gegeben werden können, denn der Entzündung selbst und ihrem käsigen Produkte allein könnte man wohl den Stein des Verdachtes auf tuberkulöse Infektionsfähigkeit nicht nachwerfen, man wüsste erst davon, wenn die Thatsache der Infektion durch Bildung von Miliartuberkeln bereits vorläge. Niemand würde indess einer solchen Vorstellung das Wort reden wollen, selbst Schüppel nicht, der ihr noch am nächsten steht.

2) Man könnte nur diejenige Entzündung eine tuberkulöse heissen, welche unmittelbar neben und in den käsigen Massen Tuberkel hervorgerufen hat. Die Entzündung als solche würde dabei längst abgelaufen sein und neben dem käsigen Reste derselben wären die Tuberkel möglichst frisch zu sehen, sie würden sich unstreitig als etwas Sekundäres, Späteres, als das Produkt einer Lokalinfektion dokumentiren.

Solche Fälle gibt es häufig genug. Allein sie unterscheiden sich nicht wesentlich, sondern nur quantitativ und dem Sitze nach von dem vorerwähnten Verhältnisse; hier ist die Infektion nur lokal, dort allgemein, selbst mit Freilassung der nächsten Umgebung des Infektionsherdes — dieser aber und seine vorläufige Entzündung blieben in beiden Fällen dieselben. Dass da, wo um den Infektionsherd und in ihm eine Lokalinfektion statthat, auch eine allgemeine Eruption von Miliartuberkeln folgen kann, braucht nicht erwähnt zu werden. Diese Fälle waren es sicherlich zu einem grossen Theile, welche Schüppel zu dem Schlusse veranlassten, dass der allgemeinen Infektion schon ein tuberkulös erkranktes Organ vorausgehe.

3) Tuberkulöse Entzündung könnte man auch jenen entzündlichen Vorgang in einem Organe heissen, während welchem in Folge vorausgegangener Infektion Tuberkellymphome entwickelt werden. Bildung von Tuberkeln und Entzündung sind in diesem Falle gleichzeitig; nicht neben käsigen Resten entstehen frische Tuberkel, sondern neben und im Bereiche blühender Entzündung. Rückgängige Entzündung mit degenerirenden Produkten enthielte auch rückgängige, obsolescirende Tuberkel. Eine genaue Untersuchung würde den Fall 2 und 3 leicht unterscheiden lassen.

In der Lunge wäre die mit Entwicklung von Miliartuberkeln verknüpfte Desquamativ-Pneumonie (die akute Miliartuberkulose der Lungen) eine tuberkulöse Pneumonie.

Diese Begriffsbestimmung hat etwas Verlockendes. Allein sie setzt einen Infektionsherd irgendwo im Körper voraus, möglicher Weise, ja meistens ganz entfernt vom entzündeten Organe und bleibt die Affektion nicht auf die Lungen allein beschränkt, sondern gefährdet mehr oder weniger alle Organe und Gewebe des Körpers. Diess passt streng genommen nicht für den Begriff der Entzündung. Wie ich schon Eingangs annahm, wäre dafür die Bezeichnung „Entzündung mit Tuberkelbildung“ die beste.

4) Man wird sich desshalb dahin verständigen müssen, nur diejenige Entzündung eine tuberkulöse zu nennen, welche nicht bloss zufällig, sondern schon eigenthümlich die Bedingungen in sich trägt, aus Nothwendigkeit und zwar, wie bei Fall 3, gleichzeitig mit dem Erscheinen der Entzündung, Tuberkellymphome zu erzeugen, welche aber auf den betreffenden entzündeten Gewebtheil beschränkt bleiben.

Diese Definition genügt sowohl dem Begriffe der Entzündung als dem des Tuberkels und wird nun kein Zweifel mehr sein, welcher von den vorgeführten Lungenentzündungen ganz allein den Namen tuberkulöse Entzündung verdient. Es ist wirklich die käsige Pneumonie mit ihren cellulären Wucherungen in den Lymphgefässendothelien, welche nicht bloss zufällig, sondern meist schon eigenthümlich die Bedingungen zu künftiger Tuberkelbildung enthält und bleiben in der That die Lymphombildungen auch auf das Terrain der entzündeten Lunge beschränkt; sie kann desshalb als Synonymum die Bezeichnung tuberkulöse Pneumonie (Laënnec's tuberkulöse Infiltration) in Anspruch nehmen.

Das wesentliche pathologische Merkmal wäre aber die Absenz eines Infektionsherdes; die tuberkulöse Pneumonie ist etwas Primäres, während die akute Miliartuberkulose etwas Sekundäres, Infektiöses ist. Anatomisch liegt die Differenz nicht in diffusen Tuberkeln gegenüber den diskreten Miliartuberkeln, denn die Lymphombildungen sind bei tuberkulöser Entzündung von derselben Beschaffenheit, wie bei Miliartuberkulose, nur überwiegen die den normalen Lymphfollikeln ähnlichen Knötchen gegenüber den mit Riesenzellen versehenen; auch nicht in der dichten Lagerung der Tuberkel (im Infiltrate), denn bei Miliartuberkulose können sie ebenso eng aneinander erzeugt sein, sondern im Beschränktbleiben auf das betroffene Organ oder Gewebe einestheils und anderentheils in dem diffusen cellulären Infiltrate, welches bei Miliartuberkeln nur im nächsten Umkreise jedes Einzellymphoms als Nebensache besteht, bei tuberkulöser Pneumonie aber die Hauptsache ist und eine ununterbrochene gegenseitige Verbindung der Lymphome untereinander vermittelt. Läge der Nachdruck nicht in dem cellulären Infiltrate, so wäre die „Entzündung mit Bildung von Miliartuberkeln", die „Miliartuberkulose lokal-anatomisch betrachtet" der tuberkulösen Entzündung vollkommen gleich und wäre der Unterschied einzig und allein nur in dem Bestehen oder dem Fehlen eines Infektionsherdes gegeben.

Will man den Thatsachen gerecht werden, so muss man anerkennen, dass es demnach eine doppelte Erscheinungsweise der Tuberkellymphome gibt, die sekundäre infektiöse Miliartuberkulose und die primäre tuberkulöse Entzündung. Bei der Macht, welche die Gründe der Infektionstheorie ausüben, ist es schwierig, sich eine Vorstellung von primärer Tuberkelbildung zu machen.

Anatomisch lassen sich wohl Analogien auffinden. Es gibt eine doppelte Form leukämischer Milz; bei der einen ist, wohl unter gleichzeitiger Zunahme der Pulpe, die Lymphombildung beschränkt auf Vergrösserung bestehender und Neuerzeugung Malpighischer Körper, bei der andern aber haben sich die zelligen Wucherungen durch die ganze Milz hindurch in den arteriellen Gefässscheiden entwickelt, die Erkrankung ist diffus geworden. Es gibt eine doppelte Form syphilitischer Leber; die eine zeigt knotenförmige Syphilome mit Obliteration grösserer Pfortaderäste und narbigen Einziehungen, die andere eine die Pfortaderverzweigungen bis ins Parenchym hinein begleitende diffuse kleinzellige Wucherung. Es gibt eine doppelte Form von Speckmilz, die sog. Sagomilz und die diffuse Speckmilz, ja es gibt sogar im normalen Zustande neben den lymphoiden Organen eine von ihnen ausgehende diffuse Zellenentwicklung (Kölliker, Kyber).

Gerade so hat man sich auch eine unendliche Streckung der cellulären Wucherung neben der tuberkulösen Lymphombildung längs der Lungenarterien und in den Lymphgefässen, längs des interstitiellen Bindegewebes, in der Pleura gedacht. Lässt man die Infektionstheorie nicht gelten, was namentlich bei jenen Fällen, in welchen ein käsiger Herd nicht aufgefunden werden konnte, selbst für denjenigen möglich ist, der auf die Richtigkeit der Infektionstheorie schwört, aber dabei die nothwendige Unbefangenheit und Wahrheitsliebe bewahrt hat, so wird man sich leicht und zwar mit dieser doppelten Erscheinungsweise begnügen. Die Fälle von akuter Miliartuberkulose ohne auffindbaren Infektionsherd würden dann principlos in die Kategorie der tuberkulösen Entzündung geworfen werden. Damit ist aber die Pathologie nicht beruhigt und liegt es daran, einen Weg zu finden, wie eine primäre Tuberkelbildung zu denken sei.

Die tuberkulöse Entzündung ist eine Entzündung mit ganz besonderen Eigenschaften, sie ist, wie gesagt, nicht bloss gekennzeichnet durch die gleichzeitige Entwicklung von Tuberkellymphomen, denn diess würde sie eben der akuten Miliartuberkulose gleichstellen, sondern besonders durch die Wucherung des Endothels der intermediären Lymphgefässe, durch Theilnahme des Bindegewebes mit embryonaler Neubildung desselben und seiner Gefässe. Diesen Vorgängen folgt alsbald capilläre Anämie und Nekrose, käsige Degeneration, Geschwürs- und Narbenbildung, vielleicht auch collaterale Hyperämie und sekundäre Tuberkelbildung durch Lokalinfektion.

Man wird sich fragen müssen, was setzt eine Entzündung mit solch besonderen Eigenschaften voraus, damit sie ins Leben tritt? Unsern jetzigen Kenntnissen gemäss können wir leider nur eine höchst unbestimmte Antwort darauf geben, wir bezeichnen eine dieser Voraussetznngen mit dem Worte einer besonderen Constitution.

Ich habe bereits in einem früheren Briefe (dem 5ten) erwähnt, dass die genuine Desquamativ-Pneumonie der lokalisirte Ausdruck eines Allgemeinleidens sei; es muss dieser Satz für die käsige und tuberkulöse Pneumonie ganz besonders betont werden, da ja diese nur eine höhere Gradation der reinen genuinen Desquamativ-Pneumonie ist.

Von diesem Allgemeinleiden wissen wir, dass es im vollen Sinne des Wortes ein constitutionelles ist, d. h. in die ganze Organisation des Körpers nach Bau, Ernährungsweise nnd Reizbarkeit verwoben ist, dass es sehr häufig hereditär und zwar häufiger vom Vater als der Mutter auf die Kinder und Kindeskinder übertragbar ist.[1]) In vielen Fällen gibt sich die Constitution durch

[1]) Beispiele von Heredität kennt Jeder. Merkwürdig sind jedoch die Fälle, in welchen die Eltern ein höheres Alter erreichten, die Kinder aber phthisisch wurden. So kenne ich eine Familie, wo Vater und Mutter an ihrem Lebensende in die siebziger Jahre eingetreten waren, während acht ihrer neun Kinder phthisisch zu Grunde gegangen sind. Die Mutter hatte in einer Lungenspitze einen walnussgrossen cirrhotischen Herd mit kreidiger Einlagerung. Bei einer anderen Familie ist der Vater Arthritiker, ein kräftiger Mann, angehender Siebziger, hatte nie in seinem Leben Brustsymptome; die Kinder stammen von zwei Müttern, welche beide nicht an Phthise starben.

keine auffallenden Merkmale kund, in anderen aber durch schwächlichen Bau, schmächtige Muskeln, engen Thorax, durch ein geringes Maass von motorischen Kräften, durch erhöhte Nervenreizbarkeit und namentlich durch geringe Widerstandsfähigkeit des Organismus, der auf geringe Anlässe schon mit tief eingreifenden entzündlichen Störungen antwortet, denen dann der constitutionelle Charakter aufgeprägt ist. Es ist die jugendliche Entwicklung, in welcher die Respirationsorgane ihre Ausbildung erhalten und gerade diese Organe sind es dann, welche am reizbarsten und vulnerabelsten sind, am leichtesten entzündliche Störungen erfahren. Ich möchte in dieser Beziehung mit einiger Abänderung mich der Worte John Simon's (Vorlesungen über allgemeine Pathologie) bedienen: „ein Kind wiederholt genau bis in seine letzte Entwicklung die Entwicklung des Vaters; es wird in denselben Jahren corpulent, in denselben Jahren grau und zwar bald zuerst am Scheitel oder zuerst an den Schläfen oder zuerst am Vorkopfe; es verliert in denselben Jahren seine Zähne etc.; sein Puls ist derselbe, es hat dieselben Gewohnheiten zu schlafen, zu wachen etc. So wird auch der fehlerhafte Typus der Entwicklung übertragen. Das Blut ist der Extrakt des ganzen Leibes, der Entwicklungs- und Rückbildungsmetamorphosen. In den verschiedenen Perioden des Lebens, in den verschiedensten Organen werden gewisse specifische Stoffe die Eigenthümlichkeit in der Entwicklung des Blutes nachweisen. So ist die Neigung zur käsigen Pneumonie eine hereditäre Entwicklungskrankheit des Blutes, eine Krankheit der

---

Von neun Kindern gingen bereits sieben im blühendsten Alter rasch an käsiger Pneumonie zu Grunde. Der eine der zwei lebenden Söhne, zugleich der älteste von allen, hat eine Spitzencaverne mit cirrhotischer Umgebung und nur der zweite Sohn ist völlig gesund. Es scheint hier die Vererbung sicher vom Vater aus geschehen zu sein, denn ein Bruder desselben starb an Phthise. Eine dritte Familie hat drei Brüder in einem Alter von 65—75 Jahren; der eine starb an Mastdarmkrebs, die beiden anderen leben und waren immer gesund und kräftig. Der eine der drei Brüder hat bis jetzt vier, der andere drei und der dritte ein Kind im Jünglingsalter an Phthise verloren; von Jedem sind noch Kinder mit Verdacht auf die schlimme Constitution vorhanden. In diesem Fall ist der Grossvater an Phthise gestorben.

Lymphe, der ganzen Organisation. Das Kind erhält die Disposition ein Blut zu bilden in der Weise, dass als Theilerscheinung auf ungewöhnliche oder selbst gewohnte Reize hin käsige Pneumonien aus ihm entstehen. Die käsige oder tuberkulöse Pneumonie bildet dann einen Theil des Entwicklungslebens des Kindes."

Dass es ein allgemeines Leiden ist, erkennt man auch daran, dass es im Anfange des entzündlichen Erscheinens, im akuten Beginne der reinen oder käsigen Pneumonie, wie ich schon früher (l. c. 280 Sektionen etc. p. 65) erwähnte und seither häufig bestättigt fand, mit typhusähnlichen Erscheinungen und zwar nicht nur am Krankenbette, sondern auch anatomisch auftritt, nämlich mit akuter Schwellung der bronchialen und meseraischen Drüsen, der solitären und gehäuften Drüsen der Darmschleimhaut, welcher im chronischen Verlaufe Darmgeschwüre folgen. Man erkennt es ferner auch daran, dass die Krankheit häufige akute Nachschübe macht, so dass nur das Aufhören der entzündlichen Recidiven das Erlöschen der abnormen Constitution bedeuten würde; dass sie in der Lungenspitze beginnend, rasch oder langsam nach abwärts kriechend weiterschreitet, dass sie eine unabsehbare Chronicität annehmen kann, bis sie endlich tödtet.

Wenn nun der tuberkulösen Entzündung ein Allgemeinleiden zu Grunde liegt, so wird sie wohl nicht bloss in den Lungen, sondern auch anderwärts im Körper primär und isolirt vorkommen können — und in der That, es gibt kaum ein Gewebe oder Organ, in welchem sie nicht schon beobachtet wurde.

Ausser den Lungen, deren Neigung zu tuberkulöser Entzündung sich wohl durch die dem Lymphgefässsystem angehörigen Alveolarepithelien erklärt — man denke sich die Lunge und ihre Bläschen in eine ebene Membran ausgebreitet, wodurch sie sich ähnlich wie eine seröse Membran verhalten würde — sind es eben besonders seröse Membranen, welche tuberkulös-entzündlich und zwar subakut erkranken; es gibt eine primär tuberkulöse Pleuritis, Pericarditis, Peritonitis, Periorchitis, Arthritis, auch eine Meningitis. Auf Schleimhäuten erscheint die primäre tuberkulöse Entzündung viel seltener und mit mehr chronischem Verlaufe, so in den Harnwegen (Nierenbecken und Tubularsubstanz der Nieren, Harnleiter, Blase, Harnröhre), im Uterusgrunde und in den Tuben, in den grösseren Bronchien, in Trachea und Larynx[1]), in der Mundschleimhaut, im ganzen Darmkanale. In Organparenchymen kömmt die primäre tuberkulöse Entzündung nicht so selten vor; so beruhen die käsigen Knoten im Gehirne auf tuberkulöser Encephalitis (Wucherung der Endo- oder Perithelzellen der arteriellen Gefässscheiden, embryonaler Bindegewebneubildung und Erweichung des Gehirngewebes dazwischen), ihre Vergrösserung geschieht schichtenweise durch excentrisches Weiterschreiten; so gibt es eine tuberkulöse Entzündung der Lymphdrüsen, der Hoden, der Milz, der Leber, ebenso eine im Periost und in den porösen Knochentheilen, in der Innenfläche der Dura mater, im Bindegewebe überhaupt. Die tuberkulösen Organ-Entzündungen sind sehr gerne mit sekundärer Infektion verknüpft. Es gehört natürlich nicht in diese Blätter, die tuberkulöse Entzündung an allen diesen verschiedenen Organen und Geweben speciell zu erörtern und ihre wirkliche Existenz vollgiltig zu erweisen. Am besten lässt sich die Histogenese der tuberkulösen Entzündung an serösen Häuten verfolgen und sind diese gegenüber anderen Membranen und besonders gegenüber den Lungen ein weit geeigneteres Objekt des Studiums. Die Verwandtschaft ihres Endothels einerseits mit den Bindegewebkörpern, andrerseits mit den Lymphgefässendothelien macht diess begreiflich. An serösen Häuten stellt die tuberkulöse Entzündung eine embryonale Bindegewebbildung (desmoide Faserstoffbildung, Bildung von Granulationsgewebe) mit zartgebauten neuen Caqillaren in netzförmig ver-

[1]) Die primäre tuberkulöse Laryngitis ist von ganz besonderem Interesse, indem sie nicht selten der Vorläufer von Peribronchitis nodosa mit lobulären Erkrankungen des Lungenparenchyms ist und sich dadurch als gleichwerthig mit der letzteren dokumentirt. Es ist offenbar einerlei, ob das Allgemeinleiden sich wie gewöhnlich zuerst als Desquamativ-Pneumonie oder als Peribronchitis, oder ob es sich als tuberkulöse Laryngitis entwickelt. S. auch p. 157.

bundenen Schlingen dar, welche Serum exsudiren oder bluten (hämorrhagisches Exsudat). In diesem embryonalen zelligen Gewebe erkennt man schon in den jüngsten Entwicklungsstadien mikroskopische Lymphombildung (Bericht der k. b. Akad. d. Wissensch. Sitzung vom 13. 6. 1863. p. 69) in so überzeugender Weise, dass gerade diese Beobachtung es war, welche mir die Existenz primärer tuberkulöser Entzündung sicher stellte. Je jünger der Process ist, um so diskreter stehen die Tuberkel, um so mehr sind sie mit normalen Lymphfollikeln zu identificiren, und gewinnt die Serosa das Ansehen als wäre sie wie mit infektiösen Tuberkeln besät. In einer späteren Periode jedoch erscheint zum Theil durch Vermehrung der Lymphome, zum Theil aber und insbesondere nach vorgängiger Differencirung der embryonalen Zellen zu Gefässwänden und Endothelien, namentlich durch wuchernde Theilnahme der letzteren zwischen den Lymphomen und den sie verbindenden Lymphgefässen, die ganze Dicke der Exsudatschichte bis ins subseröse Gewebe als eine körnige dichte käsige Masse. Die Lymphome enthalten dann auch immer häufiger Riesenzellen und entfernen sie sich also, ohne die Analogie aufzugeben, mehr und mehr von dem Baue der normalen Lymphfollikel, werden zu pathologischen Tuberkellymphomen.

Mit den oben bezeichneten klinischen Merkmalen der besonderen Constitution für tuberkulöse Pneumonie ist jedoch zu wenig gewonnen und liegt es daran, durch schärfere Kennzeichnung der besonderen Organisationsthätigkeiten eine bessere Anschauung zu erringen.

Auf meine erste Erfahrung hin, welche ich bei Pericarditis machte, habe ich mir Mühe gegeben, über die Häufigkeit vom Lymphombildungen in embryonalem Bindegewebe (Granulationsbindegewebe) überhaupt Aufschluss zu erhalten, und habe ich die Faserstoffexsudate an den verschiedensten serösen Häuten und unter den verschiedensten Umständen, gewöhnliche Fleischwärzchenbildung etc. zum Gegenstande meiner Untersuchungen gemacht und kann nun als Schlussfolgerung mittheilen, dass Lymphome um so sicherer in ihnen zu finden sind, je zellenreicher die Neubildung gegenüber der Intercellularsubstanz ist. Zellenarmuth ist jedoch kein Beweis ihrer Abwesenheit und möchte ich vielmehr den Satz aufstellen, dass es umfänglichere embryonale Bindewebneubildung ohne jegliche Lymphombildung kaum gebe. Hält man an dem Gesagten fest und überzeugt man sich, dass einerseits bei tuberkulöser Entzündung die Lymphome sich den normalen Lymphfollikeln unmittelbar anreihen, so wird man zu dem freilich erst durch fortgesetzte Beobachtung zu erhärtenden Gedanken geführt, dass vielleicht nur die infektiösen Tuberkel durch die Anwesenheit von Riesenzellen gekennzeichnet seien. Damit wäre nicht nur ein gewichtiger histologischer Unterschied zwischen der primären tuberkulösen Entzündung und der sekundären infektiösen Miliartuberkulose, sondern auch eine Bestätigung für die Annahme gefunden, dass die Riesenzellen ihr Dasein dem Eindringen käsiger Substanz, resp. von Bakterien, in das Zellenprotoplasma verdanken.

Je weniger Lymphome aber gebildet sind, um so ephemerer scheinen sie zu sein, sie werden resorbirt, gehen unter im neugebildeten Bindegewebe.

Die Zellen nun, welche bei Bindegewebneubildungen erscheinen, sind theils spindel- und sternförmige Bindegeweb- und Capillargefässzellen, theils sind es kugelförmige Körper, deren Indifferentismus einerseits zu den Spindel- und Sternzellen auswächst, oder die sich andrerseits als Vorstufen von Lymphgefässendothelien documentiren; die kugelförmigen (cytoiden) Körper können aber auch endogen in den Endothelien oder Bindegewebkörperchen erzeugte Lymphkörper, d. h. Eiterkörper sein und bleiben.

Es ist nicht ohne Interesse zu sehen, wie die Bildung bald nur in den ersteren, zu stabilem Gewebe sich verbindenden Zellen, d. h. fast ohne alle Eiterkörper, bald aber fast nur in den letzteren mit unbedeutender Gewebsentwicklnng daneben auf und drauf geht; und vorzugsweise von Interesse ist es, dass nur die an gewebbildenden Zellen reichen Organisationen mit Lymphombildung einhergehen, während bei jenen, welche fast nur Eiterinfiltrat liefern, die Lymphome meist fehlen. Wenn ich also oben bemerkte, Lymphome seien um so sicherer zu finden, je zellenreicher die Bindegewebneubildung gegenüber der Intercellularsubstanz ist, so hat dieser Satz die volle Geltung erst, wenn man sich erinnert, dass bei den Eiterinfiltraten von Bindegewebneubildung und Intercellularsubstanz kaum die Rede ist. Trotz der Verschiedenheit gehen jedoch beide in einander über und schlagen ineinander um, wobei die Eiterinfiltrate prognostisch stets das bei Weitem schlimmere Verhältniss darstellen (s. b. Peribronchitis das am Schlusse Erwähnte).

Nach diesen Thatsachen kann man die fragliche Constitution definiren als die Neigung der organisatorischen Thätigkeiten eines Individuums, auf geringe Reize durch ungewöhnlich zellenreiche entzündliche Exsudate zu antworten. Mit dem Reichthum der gewebbildenden Zellen geht dann nothwendig die Lymphombildung Hand in Hand, ist die tuberculöse Entzündung gegeben.

Das besondere Irritament im Blute und den Gewebssäften zur Entwicklung von Tuberkeln ist somit in diesem Falle ein constitutionelles, während es für die Miliartuberkulose ein infektiöses war. So aufgefasst, wird man für die Lymphome der tuberkulösen Entzündung keine Infektion mehr verlangen, sie sind nur der Ausdruck einer quantitativen Steigerung der Organisationsthätigkeit eines Organes durch irgend einen äusseren Reiz, während die akute Miliartuberkulose der Ausdruck einer Selbstinfektion ist, wobei allerdings der lokale mit Lymphombildung ebenfalls verbundene Vorgang auch ein entzündlicher ist. Die tuberkulöse Pneumonie ist und bleibt somit nur eine Steigerung der genuinen Desquamativ-Pneumonie, und ist die letztere als der lokalisirte Ausdruck eines Allgemeinleidens erst recht verständlich. Das Allgemeinleiden ist die besondere Constitution, welche, wenn man sie nach Intensitätsgraden schematisiren wollte, bei ihren entzündlichen Exsudaten sich bald nur mit der Bildung von Spindel- und Sternzellen (in der

Lunge als reine genuine, in Cirrhose ausgehende Desquamativ-Pneumonie gezeichnet) begnügen, bald aber zu diesen noch die Wucherung von Lymphgefässendothelien (als käsige Pneumonie) in den höheren Graden zugleich mit Lymphomen (als tuberkulöse Pneumonie) hinzufügte und die unter den schlimmsten Verhältnissen endlich Eiterinfiltrat (als purulente Peribronchitis mit Lobularvereiterung) liefern würde.

Um die Constitution völlig zu charakterisiren, ist noch die Neigung zur Verkäsung der Exsudate anzuführen, welche den cellulären Neubildungen inhärirt und mag diese Neigung ausser der lokalen Umschnürung der Capillargefässe manchmal auch noch begründet sein in dem schwächeren und engeren Bau der Blutgefässe, in der schwächeren Triebkraft des Kreislaufes von Herzcontraction und Respiration aus, welche Momente mit grosser Leichtigkeit die absolute Anämie der von den gewucherten Zellen umfassten Capillargefässe, somit die Nekrose und die ihr folgende Verkäsung erklären.

Wenn Waldenburg (l. c. p. 167) behauptet, „dass die lokale krankhafte Beschaffenheit des Brustkorbes allein und vollständig die Disposition zur käsigen Entzündung erkläre,“ so kann ich nach allem Bisherigen diesen Satz nur unter gewissen Modifikationen annehmen. Ich kann dem schmalen Brustbaue, den schwachen Respirationsmuskeln, ebenso der Blutarmuth nur einen Einfluss auf die Verkäsung zuerkennen, aber nicht auf die besondere Form der Entzündung, welche der Verkäsung vorausgeht. Es werden Dir gewiss mehrere Fälle ausgesprochenster Anämie und Abmagerung (z. B. nach langen Knocheneiterungen), also auch mit Abmagerung der Muskeln, Abflachung der Brust als Folge der geringeren Blutmenge im Thorax und der geringeren Respirationsexcursionen, vielleicht gleichzeitig mit Bronchitis vorgekommen sein, ohne dass tuberkulöse Pneumonie oder Peribronchitis sich entwickelt hatte. Und anderseits wirst Du Dich an Fälle erinnern, wo kräftige Leute mit dem besten Brustbau plötzlich von käsiger Pneumonie befallen wurden.

Kann man nun pathologisch und ätiologisch die Miliartuberkulose und die tuberkulöse Pneumonie nicht mehr confundiren, so darf man sich auch durch andere anatomische Berührungspunkte nicht irre machen lassen: weil die gelb und grösser gewordenen Miliartuberkel der Lunge punktförmige, kleine käsige Herde darstellen und bei Dichtstehen eine Aehnlichkeit mit käsiger Pneumonie gewinnen — denn wissenschaftlich kömmt es nur auf die Ursache an; weil die aus tuberkulöser Entzündung hervorgehende käsige Masse zu lokaler und allgemeiner Tuberkelinfektion führen kann, obwohl dieser Umstand selten ist, da die gleichzeitig mit der Degeneration sich entwickelnden Verdichtungsmassen um das käsige Produkt herum der Infektion hinderlich sind; weil auch eiterige Entzündungsprodukte und alle möglichen anämisch-nekrotischen Gewebsparthien die nicht im Entferntesten mit tuberkulöser Entzündung oder mit der supponirten Constitution etwas zu thun hatten, in käsige Degeneration übergehen und tuberkulöse Infektion erzeugen — ja sogar wegen der mangelnden Narbenbildung die Rolle der häufigeren Infetionsherde übernehmen.

Um gegenüber der Tuberkulose als eines specifischen Infektionsresultates der tuberkulösen Pneumonie, die ja nur ein höherer Grad von Desquamativ-Pneumonie ist, alles Specifische zu nehmen, könnte es vielleicht mit mehreren Autoren beliebt werden, den Namen „tuberkulöse Entzündung“ zu vertauschen mit „skrophulöser Entzündung“ und könnte man damit dem Wunsche Virchow's genügen, den daraus hervorgehenden infektiösen Tuberkel eine heteroplastische Skrophel zu heissen. Ich habe dagegen einzuwenden, dass damit nicht nur nichts gewonnen, sondern viel verloren wird. Man würde der Wahrheit entgegentreten, dass aus den käsig degenerirten Produkten auch nicht tuberkulöser Entzündung eine tuberkulöse Infektion nachfolgen könne; und ferner würde man mit dem Namenswsechsel der tuberkulösen Entzündung in skrophulöse den histologischen Gehalt des Vorganges gewissermassen aufgeben und vergessen. Man muss sich eben angewöhnen, unter tuberkulöser Entzündung keine specifische zu verstehen.

Diese meine Auffassung habe ich im Wesentlichen, nur mit anderen Ausdrücken schon 1856 (Ber. üb. 280 Sekt. p. 58 und 68) kund gegeben und hat ihr Niemeyer offenbar seine Ausführungen über Lungenschwindsucht zu Grunde gelegt. Ich habe damals nur den Unterchied von käsigen Produkten aus tuberkulöser und aus nicht tuberkulöser Entzündung noch nicht gemacht. Die Momente, auf welche ich damals besonderen Werth legte, und die sich zusammenfassen lassen in „allgemeine Abnahme der Blutmenge und Schwächung der Circulationskräfte“, welche, wie ich oben bemerkte, wohl bei der Verkäsung tuberkulös entzündlicher Produkte ihre Rolle spielen, sind es ganz allein, welche ohne Voraussetzung der beschriebenen Constitution (also ohne Desquamativ-Pneumonie, ohne Cirrhose, ohne käsige oder tuberkulöse Entzündung) Nekrose und Verkäsung veranlassen, jedoch meist unter Beihilfe einer mechanisch oder chemisch wirkenden Ursache.

Käsige Herde entstehen so in den Lungen nach schweren Typhen, exanthematischen Krankheiten, Pyämie, nach grossen Exsudationen, Blutungen, chronischen Vereiterungen, Spermatorrhoe, langem Säugen etc., Processe, welche sich alle durch allgemeine Abnahme der Blutmenge und Schwächung der Circulationskräfte auszeichnen. Als lokale Beihilfe sind zu nennen: Lungencompression durch Pleuraexsudate, wobei sich dann die Verkäsung der Lunge, und in Folge der Gewebsconstriktion, durch Auseinanderzerrung der verkästen, brüchigen Parthien die Cavernenbildung, wie bei Fremdkörpern, häufiger in den unteren, als den oberen Lappen finden wird, Embolien und Thrombosen im Capillarblute. Beachtenswerth in dieser Richtung ist die Atheromatose der Bronchialarterien, meist schon in ihrem Ursprunge in der Aorta thoracica beginnend und die Stenose des Ostium arteriosum pulmonale des Herzens. [1])

[1]) Unter den Fällen, welche Lebert zusammenstellte, ist der von mir im Jahre 1856 veröffentlichte (Ber. üb. 280 Sekt. p. 60) übersehen. Auch die Stenose der Pulmonaläste bei Cirrhosis (Biermer), sowie die Umschnürung der Lungenwurzel durch Exudatschwielen gehört hierher.

Die beiden — die käsigen Herde aus tuberkulöser Entzündung und die aus Anämie und Schwäche hervorgehenden — sollten nicht mit einander verwechselt werden.

Ausser der schwierigen mikroskopischen Untersuchung gibt es wohl noch andere Anhaltspunkte der Unterscheidung:

Die tuberkulöse Pneumonie ist eine diffuse lobäre Erkrankung, die käsigen Herde aus Anämie und Schwäche sind stets umschrieben, einzeln oder multipel, und letztere, wenn mit in die Bronchiolen eingedrungenen fremden Substanzen in Zusammenhang, lobulär. Die tuberkulöse Pneumonie beginnt immer in den Lungenspitzen, die anderen Herde haben unbestimmte Punkte der Niederlassung, sind sogar häufiger in den Unterlappen. Die tuberkulöse Pneumonie schreitet rasch oder kriechend weiter, ihre Heilfähigkeit ist daher höchst zweifelhaft, die andern Herde sind, einmal gesetzt, in ihrem ursprünglichen Umfang stabil, ihre Heilfähigkeit wächst mit der Hebung der Anämie und der Kräfte des Körpers. Die tuberkulöse Pneumonie zeigt neben den käsigen Stellen immer mehr oder weniger die beginnende oder vollendete cirrhotische Verdichtung, die käsigen Herde aus Anämie und Schwäche grenzen, da sie nicht aus parenchymatöser Entzündung entsprungen sind, unmittelbar als Lobularnekrosen an das gesunde Lungenparenchym an.

Man sieht, die aus Anämie und Schwäche stammenden Nekrosen ähneln am meisten der eiterigen zerfliessenden und käsig degenerirenden Lobularvereiterung der Peribronchitis purulenta, sind von diesen durch die mikroskopische Untersuchung und den Nebenbefund zu unterscheiden, oder fallen mit diesen ununterscheidbar zusammen.

In Bezug auf Infektionsfähigkeit stehen sich alle gleich, ja die käsigen Herde aus Anämie und Schwäche, welche keine cirrhotische Umgebung besitzen, und aus gleichem Grunde die Lobularnekrosen der Peribronchitis purulenta, bringen, wie ich schon oben bemerkte, weit grössere Gefahr für Infektion als die tuberkulöse Entzündung.

Zwölfter Brief.

Mit dem heutigen Briefe will ich Abschied von Dir nehmen. Der Stoff, der seines Reichthums halber sich wohl in ein mehrbändiges Buch ausbreiten liesse, ist so weit erledigt, als ich es für den verfolgten Zweck nöthig hielt. Ich will Dir nur zum Schlusse noch einige resumirende und berichtigende Worte über Lungenschwindsucht, und weil ich es in meinem letzten Briefe gewissermaassen versprach, auch über die Aetiologie derselben anfügen.

Unter Lungenphthise, welche für die ärztliche, wie für die Laienwelt eine schreckenerregende Bedeutung hat, ist einestheils die fortschreitende Vernichtung des Respirationsorganes für sich allein, andrentheils und meistens das Schwinden und Abmagern des Körpers auf Grund einer solchen eingreifenden Lungenkrankheit zu verstehen. Bald liegt der Nachdruck mehr auf dem einen, bald mehr auf dem andern Momente und kann man sagen, je rascher eine Phthise verläuft, um so mehr liegt der Nachdruck auf der Vernichtung des Respirationsorganes, je langsamer sie dagegen vorschreitet, desto mehr zeichnet sie sich durch Schwinden und Abmagern des Körpers aus.

Ich habe Dir in meinen Briefen eine ziemliche Zahl von Lungenaffektionen vorgeführt, welche den Ruhm in Anspruch nehmen, zu Schwindsucht zu führen. Als schwerstwiegender

Process unter allen, als Grundlage, als causa proxima der Phthise leuchtet offenbar die parenchymatöse oder Desquamativ-Pneumonie mit ihren zeitlichen, graduellen und formellen Verschiedenheiten hervor und schliessen sich ihr die verwandten Peribronchitiden an. Die sonst noch besprochenen Entzündungen treten ihnen gegenüber nicht nur weit zurück, sondern ihre Schuld an Phthise muss sogar geläugnet werden.

Es liegt mir nun ob, einige in die Pathologie der Phthise eingebürgerte Sätze zu berichtigen. Laënnec z. B. vertheidigte die These, dass es keine andere Schwindsucht gebe, als die tuberkulöse.

Zählt man nun die akute Miliartuberkulose unter die Formen von Phthise, so würde sich diese als „infektiöse Phthise" abgrenzen und ganz im Laënnec'schen Sinne auffassen lassen.

Von den übrigen Formen aber, welche sich als „entzündliche Phthise" gruppiren, würde nur die tuberkulöse Pneumonie in den Rahmen des Laënnec'schen Satzes passen, während die Vernichtungen des Respirationsorganes bei chronischer Fettdegeneration, bei Cirrhose, bei Cavernen aus hypertrophischer Bronchiektasie, bei Peribronchitis purulenta etc. ausgeschlossen wären, obwohl sie die gleiche Beziehung zu Phthise an sich tragen.

Infektiöse Phthise und entzündliche verhalten sich der Häufigkeit nach beiläufig wie 8 : 100.

Ein wirklicher Irrthum aber wäre es, auch mit Laënnec zu behaupten, Phthise bilde sich nie aus akuter oder chronischer Pneumonie; denn gerade die Desquamativ-Pneumonie, sowie die Peribronchitis mit ihren Lobularpneumonien ist die Grundlage der so häufigen entzündlichen Phthise. Infektiöse und entzündliche Phthise stehen unter dem gemeinschaftlichen Titel „Lungenschwindsucht"; denn das Gemeinsame für Beide ist die Desquamativ-Pneumonie, mit welcher ja auch die akute Miliartuberkulose in die Erscheinung tritt. Beide unterscheiden sich aber dadurch von einander, dass die infektiöse Phthise niemals Zerstörungen setzt, während die entzündliche nur selten ohne Ulceration abläuft. In dieser Beziehung könnte man wieder sagen, die wahre Schwindsucht der Lungen sei nur die entzündliche. Allein ihre Zusammengehörigkeit wird insofern deutlich, als die infektiöse Phthise sich zur entzündlichen hinzugesellen kann (Phthisis combinata, Waldenburg), indem die Voraussetzung der Infektion — die käsigen Residuen aus früherer Entzündung — in der Lunge selbst gegeben sein können.

Laënnec's Satz muss hiemit eine Modifikation erleiden: die Lungenphthise ist entweder eine primär entzündliche oder secundär infektiöse. Nur die primär entzündliche kann eine constitutionelle Krankheit sein. Die letztere verläuft bald mehr akut, bald mehr chronisch.

Dasselbe gilt von Lebert's Satz: „Die chronische disseminirte Pneumonie beherrsche das ganze Gebiet der Lungenschwindsucht", der schon gemäss der Mannigfaltigkeit der entzündlichen Formen, welche Du jetzt kennen gelernt hast, und noch dazu gemäss der mehrfachen Combinationen untereinander nicht umfassend genug sein kann. Mit den Beiwörtern: „chronisch und disseminirt" wären die so bedeutungsvollen „akuten und diffusen" Entzündungsformen mehr oder weniger ausgeschlossen, Grundlage von Lungenphthise zu sein.

So schwierig auch das Studium der anatomischen Verhältnisse der Phthise ist, so weist doch die Aetiologie derselben noch verwickeltere Verhältnisse auf. Wir treffen hier zunächst auf die Behauptung Laënnec's: „die Lungenschwindsucht sei eine constitutionelle Krankheit".

Du wirst dabei wohl an das zurückdenken, was ich in meinem vorigen Briefe bei Gelegenheit der tuberkulösen Pneumonie über Constitution äusserte, und wirklich kannst Du das dort Gesagte hieher übertragen.

Doch ist der Begriff „phthisische Constitution" damit nicht völlig erschöpft. Denn es gehört dazu nicht nur die Neigung zu tuberkulöser Pneumonie, sondern überhaupt zu desquamativer (parenchymatöser) Lungenentzündung, ja es gehört auch die Neigung zu Eiterbildung, zu Peribronchitis purulenta dazu. Man kann sogar darin, dass die Peribronchitis purulenta sowohl, als auch die eiterlose reine, die käsige und tuberkulöse Desquamativ-Pneumonie für sich allein vorkommen, ein Motiv zur Scheidung der entzündlichen Lungenphthise und der ihr zukommenden Constitution in 2 Arten: in die gewebbildende — wohin die Formen Desquamativ-Pneumonie mit und ohne Zerstörungen einzureihen sind — und in die purulente — in welcher sich nur die Peribronchitis purulenta bemerkbar macht — finden.

Diesen beiden Arten, welche mehr subakut auftreten, klebt der Verdacht der Beharrlichkeit, der Unheilbarkeit an. Aus ihnen entwickeln sich die chronischen Formen: die chronische Fettdegeneration, die Cirrhose mit und ohne Cavernenbildung, die Lobularnekrosen und Verkäsungen, die knotige Peribronchitis. Es fügt sich endlich noch eine dritte Art an, eine mehr transitorische Disposition, wie sie nach schweren Krankheiten, Säfte- und Kräfteverlusten etc. durch die daraus hervorgehende Anämie und Cirkulationsschwäche erzeugt und acquirirt wird.

Die Constitution bildet nur den Einen Faktor zur Entwicklung der Phthise, sie ist die Phthise in Latenz. Um wirklich in die Erscheinung zu treten, bedarf sie des Anstosses durch eine äussere Ursache, eine Gelegenheitsursache. Ich habe in meinem vorigen Briefe nur das Anatomische und Pathologische dieser Constitution darzuthun versucht, die Ursachen derselben aber übergangen. Ich werde desshalb im Nachfolgenden auch diese zu bezeichnen haben.

Ob eine äussere Ursache auch ohne auf einen durch die besondere Constitution ausgezeichneten Körper zu treffen, also schon auf gesundem Boden nur durch die Grösse der Intensität der Einwirkung Phthise zu erzeugen im Stande ist, wird sich im Verlaufe ergeben. Ihr Effekt muss eben eine parenchymatöse Reizung und Entzündung der Respirationsorgane, so wie ich sie bisher geschildert habe, sein.

Am meisten hat man Verkältung und überhaupt klimatische Einflüsse beschuldigt, Ursache von Phthise geworden zu sein und dachte man sich die Kette so, dass durch die Verkältung zunächst Bronchitis oder catarrhalische oder croupöse Pneumonie und aus diesen dann Phthise hervorginge.

Ehe ich daher auf die in Klima und Atmosphäre gelegenen Ursachen mich einlasse, will ich vorerst die in neuerer Zeit viel diskutirte Frage, ob eine catarrhalische oder croupöse Pneumonie, ob ein akuter oder chronischer Bronchialcatarrh im Stande seien, phthisisch zu machen, näher beleuchten.

Niemeyer beschuldigt (Berl. klin. Wochenschrift, 1866. Nr. 49 p. 463) Laënnec, gerade in dieser Beziehung gefährliche Sätze in die Pathologie eingeführt zu haben. Ich muss leider dieselbe Anklage gegen Niemeyer kehren. Ich kenne kaum einen grösseren pathologischen Fehler, als die Behauptung Niemeyer's, dass die catarrhalische und croupöse Pneumonie sowie der chronische Bronchialcatarrh zu Phthise führen. Es handelt sich um die falsche Voraussetzung, dass aus dem Grunde, weil die Produkte dieser Entzündungen (puriformer Schleim und Croupmassen) in den Alveolen und Bronchiolen käsig degeneriren können, sie dann schon den Zustand der käsigen Pneumonie darstellen und durch diese zu Nekrose, Cavernenbildung etc. führen. Es bezeugt die Folgerung in allen Punkten die völlige Unkenntniss mit dem, was käsige Pneumonie ist. Catarrh und Croup sind superficielle Processe, bei welchen die Cirkulation durch die Lungencapillaren niemals aufgehört hat, d. h. bei welchen anämische Nekrose und Geschwürsbildung gar nicht möglich ist, bei welchen das Lungengerüste höchstens ödematös, nie (ausser bei den seltenen Vorkommnissen im Croup: bei eitriger Infiltration und Abscedirung, bei Brand) ernster betheiliegt ist, bei welchen also die Produkte nur der fettigen, kaum je der käsigen Degeneration verfallen, und sämmtlich durch

Resorption verschwinden. Sollten sie aus mechanischen Gründen da oder dort in den Lichtungen liegen bleiben, so lassen sie doch weder Ulceration, noch Infektion befürchten, weil das Alveolarparenchym und die Brochialwand unversehrt aus dem ganzen Vorgange hervorgeht.

Doch ich habe in meinen Briefen über catarrhalische und croupöse Pneumonie nicht unterlassen, Dich darauf aufmerksam zu machen, dass diese akuten Entzündungen nichts mit käsiger Pneumonie, also auch nichts mit Schwindsucht zu thun haben. Der chronische Bronchialcatarrh, ebenfalls von Niemeyer angeklagt, zu Phthise zu führen, afficirt, wenn er nicht mechanisch Emphysem erzeugt, die Lungen gar nicht. Ich stimme mit Laënnec überein, welcher behauptete, dass Lungenschwindsucht nie aus einem vernachlässigten oder verschleppten Catarrhe entstehe. Die Beschuldigung rührt zumeist daher, dass man den superficiellen Catarrh mit Desquamativ-Pneumonie oder Peribronchitis zusammenwarf, welche wohl Catarrh neben sich haben können, aber nicht müssen, wie die bei Peribronchitis nodosa oder caseosa sogenannten durchlöcherten Tuberkel (die von jedem Secrete freien Lumina verdickter Bronchialwände) schlagend genug darthun. Schon der Umstand, dass ein sogenannter Bronchialcatarrh sich in die Länge verschleppt, hätte darauf aufmerksam machen sollen, dass die Erscheinungen von einem tiefer greifenden Processe herrühren.

Wenn nun klimatische Einflüsse nicht auf dem Wege der catarrhalischen oder croupösen Bronchitis und Pneumonie Phthise hervorrufen, so müsste man fragen, ob sie diese schreckliche Krankheit nicht unmittelbar erzeugen?

Statistik und geographische Verbreitung kommen meinen obigen Auseinandersetzungen zu einem Theile zu Hilfe, indem sie die Thatsache feststellen, dass catarrhalische Affektionen der Athmungsorgane um so häufiger werden, je weiter man von den Tropen gegen höhere Breitegrade fortschreitet, während umgekehrt und im Gegensatze zur gewöhnlichen Meinung die nördlichsten Punkte der

Erde eine gewisse Immunität von Schwindsucht, dagegen die Tropen die bedeutendste Frequenz und die grösste Rapidität im Verlaufe dieser Krankheit zeigen. (Hirsch Hist. geogr. Pathol. II. p. 2. 55. 74). Ganz das Gleiche gilt von der Elevation des Bodens, indem Hochplateau und Gebirge die Heimath von Catarrhen und Bronchitis sind, während eine Höhe von 2000' über dem Meere als die Grenze für das Vorkommen von Schwindsucht angesehen werden kann.

Allein damit ist, wie für die catarrhalischen Affektionen, auch eine gewisse Abhängigkeit der Phthise von atmosphärischen Einflüssen zugestanden. Die Kenntniss der Wirkung der in der Atmosphäre spielenden Momente ist aber noch weit entfernt, zu befriedigen, wir besitzen noch keinen auf exakter Forschung beruhenden Begriff der „Erkältung" und können nur sagen, dass unter ihnen die Lufttemperatur und Feuchtigkeit als die bedeutungsvollsten Faktoren angesehen werden müssen, dass ihnen gegenüber Wärme- und Wasserabgabe unseres Körpers (durch Lungen, Haut, Nieren, Schleimhäute) ins Gewicht fällt, indem die fortwährenden grossartigen Ausgleichungsprocesse, wenn sie etwa den Wechseln der äusseren Temperatur und Feuchtigkeit nicht nachzukommen im Stande sind, zu gewaltigen Störungen Anlass geben müssen. Leider ist auch dieses Raisonnement mehr eine wissenschaftliche Hypothese, als ein errungener pathologischer Satz. In Bezug auf die Lufttemperatur steht fest, dass es die mittlere Temperatur eines Ortes nicht ist, welche maassgebend für die Häufigkeit von Catarrh oder Phthise ist, sondern nur die plötzlichen grösseren und häufigen Temperatursprünge sind es, welche die Ausgleichungsfähigkeit unseres Körpers überbieten.

Es wäre jedoch falsch, wollte man die Wirkung der Temperatursprünge als eine nur auf die Respirationsorgane beschränkte lokale ansehen. Die Störung in Wärme- und Wasserabgabe setzt vielmehr eine allgemeine Krankheit, welche sich in den verschiedensten Organen lokalisiren kann, am liebsten in jenen, welche gerade in erhöhter Funktion zur Zeit der Einwirkung sich befunden hatten, was z. B. bei Körperanstrengungen die Respirationsorgane, in der Verdauungszeit den Darm, wieder ein anderesmal die Nieren zur Zeit verstärkter Funktion treffen kann.

Ist nun Jemand ohne besondere Krankheitsanlage, so kann aus Verkältung catarrhalische Bronchitis oder Pneumonie oder Croup entstehen, besitzt er aber die phthisische Constitution, so wird die Verkältungsursache einen tieferen Eindruck, eine parenchymatöse Entzündung erzeugen, der Kranke kann Desquamativ-Pneumonie oder Peribronchitis, mit einem Worte Phthise davontragen. Verkältung für sich allein dürfte somit niemals phthisisch machen sie kann nur die phthisische Disposition zur ersten oder erneuten parenchymatösen Entzündung erwecken, und ist es sonach begreiflich, wie Cormak ausrufen konnte, dass das Athmen der kältesten Luft seit Weltbeginn nie Schwindsucht verursachte.

Die Lufttemperatur und ihre schroffen Wechsel müssen desshalb als Gelegenheitsursachen der entzündlichen Phthise angesehen werden.

Etwas anders als die Temperatur verhält sich die Luftfeuchtigkeit, bei welcher nicht ausser Acht gelassen werden darf, dass eine wasserarme Luft unserm Gefühle den Eindruck starker Feuchtigkeit machen und eine reichlich mit Dämpfen geschwängerte Atmosphäre trocken erscheinen kann (Hirsch l. c. p. 10). Die meisten Gegenden, in welchen Schwindsucht sehr frequent ist, zeichnen sich durch hohe Grade von Feuchtigkeit der Luft aus, die immunen Orte dagegen durch auffallende Trockenheit.

Dieser Satz (Hirsch l. c. p. 77) erhielt in neuester Zeit durch Buchanan (J. Simon im tenth report of the med. offic. of the privy Concil 1867) eine gewichtige Bestätigung. Er fand nämlich, dass Feuchtigkeit des Bodens, von welcher die Luftfeuchtigkeit, wenn nicht allein, aber doch zum grossen Theile abhängt, eine bedeutungsvolle Ursache der Schwindsucht für die darauf wohnende Bevölkerung sei und wies thatsächlich an mehren Ortschaften nach, dass man durch Drainage eine

Gegend ungefährlich in Bezug auf Schwindsucht machen könne. Poröser Boden und Anhöhen drainiren leichter und vollständiger, sie können Immunität von Schwindsucht schaffen; Thonboden dagegen und Niederungen drainiren schwer und mangelhaft, sie sind Heimath der Phthisis. In der That, höhere constantere Luft- und Bodenfeuchtigkeit erzeugen die phthisische Constitution und nur der Mangel an Gelegenheitsursachen (den Temperatursprüngen) gleicht ein so schlimmes Verhältniss aus.

Die uns umgebende Feuchtigkeit und Wärme haben somit einen hohen pathologischen Werth für unsere Krankheit, denn in ihnen liegen die Gründe für die beiden Faktoren der Phthise, einerseits für die Constitution, andererseits für eine Gelegenheitsursache derselben.

Ich komme nun zu den äusseren Ursachen, welche direkt mechanisch oder chemisch auf die Respirationsorgane und zwar dadurch wirken, dass sie gewissermaassen als Fremdkörper in die Luftwege gerathen.

Ich habe ihrer schon in meinem zweiten Briefe gedacht, insoferne die Intensität ihrer Einwirkung nur eine superficiele catarrhalische Reizung hervorruft. Die Frage ist aber, ob sie und welche von ihnen auch eine parenchymatöse Reizung zu veranlassen im Stande sind.

In jenem Briefe erwähnte ich schon der Produkte des Catarrhs und des Croup, welche in feineren Bronchien liegen bleiben, diese in seltenen Fällen ausdehnen und durch peribronchitische Verdichtung eine Art Abkaspelung veranlassen, darin verkäsen und verkreiden. Dieser Vorgang ist daher eine ganz beschränkte parenchymatöse Entzündung, welche weder auf phthisischer Constitution beruht, noch eine fortwirkende äussere Ursache voraussetzt.

Wichtiger sind schon, aber durch ihre Akuität noch mehr transitorisch, die in Zersetzung begriffenen Substanzen, welche ins Lungengewebe aspirirt wohl an Ort und Stelle auf chemisch-mechanische Weise nicht nur die Oberfläche der Schleimhaut, sondern auch das eigentliche Parenchym zersetzend, geschwürig und brandig angreifend, in Gefahr bringen, und in Folge von Resorption und Eindringen ins Blut den ganzen Körper vergiften können. Dahin gehören zerfallende Croupmassen aus Larynx und Trachea, Diphtherietheile, verschleppter Caverneninhalt, Koth bei Ileus, die Pilze bei fötider Bronchitis, bei Pneumonomycosis etc.

Eine besondere Erörterung verlangt das in die Luftwege extravasirte Blut. Niemeyer hat nämlich für die Haemoptoë ebenfalls eine eminente Gefahr, wie fälschlich für die Bronchitis proklamirt. Doch neben dem beängstigenden Ausspruch hat er auch das Beruhigendste gebracht, was natürlich von Fachleuten und Laien viel begieriger aufgenommen wurde. Während er auf der einen Seite die Lungenblutung gegen Laënnec's Behauptung, der sie stets als Merkmal schon bestehender Schwindsucht auffasste, als Ursache künftiger Phthise bezeichnet, hebt er die Bronchialblutungen, welche am Krankenbette sich doch nicht so leicht von Lungenblutungen unterscheiden lassen, in einer Weise als unschuldig hervor, dass ich viele Praktiker kennen gelernt habe, welche geneigt sind, jede Haemoptoë auf Bronchialblutung zurückzuführen und sich und den Kranken damit für die Zukunft in trügerische Sicherheit wiegten. Sahen sie sich plötzlich getäuscht, so musste der Fall zum Beweise dienen, dass die Blutung es war, welche die Phthise setzte.

Der Folgerung nun, dass in die Alveolen ausgetretenes und geronnenes Blut käsig degenerire und so einen käsigpneumonischen Herd darstelle, muss ich durchaus widersprechen. Abgesehen von der Thatsache, dass die käsigen Massen der Desquamativ-Pneumonie nachweisbar aus Alveolarepithelien und wesentlich niemals aus Blutkörpern entstammen, wenn auch solche hie und da untermengt sind, streiten theoretische Gründe dagegen. Es ist nicht einzusehen, warum das in die Alveolen ergossene Blut gefährlicher sein sollte, als das Produkt der catarrhalischen und croupösen Pneumonie; es würde jenes sogut und noch viel leichter resorbirt werden, als dieses, da die krankhaften Vorgänge in den umschliessenden Wänden, wie die Fürsprecher der berührten Annahmen betonen, zur Zeit noch fehlen. Aus denselben Gründen kann das ausgetretene Blut auch eine käsige Degeneration kaum erfahren, weil eben die Voraussetzung derselben, die absolute Anämie in den Alveolarwänden und ihre Nekrose abgeht. Die Blutung ist und bleibt daher wie bei Croup die Folge entweder der akuten genuinen oder der nekrosirenden Desquamativ-Pneumonie und ist dann capillär, liefert ein mit Blut innig gemengtes Sputum, oder sie ist die Folge der Ablösung eines Schorfes, der Bildung einer akuten Caverne oder der Erweichung eines käsigen Herdes und der damit geschehenden Eröffnung eines grösseren Gefässes. In diesem Falle sind dem Sputum Blutstreifen beigegeben, oder es wird reines Blut in mehr oder weniger grosser Menge zu Tage gefördert. Niemand wird behaupten wollen, dass eine Blutung von ungefähr entsteht und Niemand kann beweisen, dass das ausgetretene Blut einen entzündlichen Reiz abgebe und zur Desquamativ-Pneumonie, zur käsigen Pneumonie und Cavernenbildung führe. Das in das Lungenparenchym aspirirte Blut wird höchstens von den Alveolarepithelien aufgenommen, diese desquamiren und degeneriren, wie ich es bei catarrhalischer Pneumonie angegeben habe. Dasselbe geht aus den Versuchen Waldenburg's, Sommerbrodt's, (Centralblatt 1871. Nr. 43), Perl's und Lippmann's (Virch. Arch. 51. Bd. p. 552) hervor.

Der Kliniker war, so scheint es, desshalb veranlasst, die Blutung als Ursache künftiger käsiger Pneumonie anzusehen, weil sie einerseits häufig in einem anscheinend gesunden Körper auftritt, wo eine kleine, nicht diagnosticirte, im Allgemeinen auch nicht störende Nekrose schon existirt hat und weil man andererseits übersah, dass die desquamative oder käsige Pneumonie so urplötzlich auftreten kann, wie die croupöse Pneumonie, dass sie bald gleich über eine ganze Lunge oder einen ganzen Lappen oder nur einen Theil eines Lappens verbreitet erscheint. Die plötzliche physikalische Aenderung in Perkussion und Auskultation wurde oft ganz allein auf das Blutinfiltrat geschoben, während sie entzündlichen Infiltraten zugehört, oder wo sie wirklich auf Blut zu schieben war, da wurde nicht berichtet, dass es ohne käsige Pneumonie zu hinterlassen, baldigst wieder resorbirt wurde.

Damit läugne ich nicht, dass Lungen- und Bronchialblutungen ohne parenchymatöse Pneumonie vorkommen. Der Fall, wo Bluthusten bei Leuten erscheint, die weder zur Zeit der Blutung lungenkrank waren, noch es später wurden, ist in der That nicht gar so selten und beruht er in der Regel entweder auf Blutdissolutionskrankheiten oder auf Stauungen im kleinen Kreislaufe, deren Grund im Respirationsorgane selbst liegt oder in Herzaffektionen, denen Capillarektasien in den Lungen auf dem Fusse folgen. Niemeyer gesteht indess (Handb. p. 158. Bd. I) den häufigen genetischen Zusammenhang des Bluthusten (der Bronchialblutung) mit entzündlichen Lungenkrankheiten (Schwindsucht) zu und weist er nicht das Vorkommen von Blutung bei latenten Lungenkrankheiten (Schwindsucht) ab oder was dasselbe ist, bei später eintretender Schwindsucht, ohne den genetischen Zusammenhang sich klar machen zu können.

Gegenüber den gewichtigen Aussprüchen von Niemeyer, Virchow, Hoffmann, Rindfleisch etc. behaupte ich somit, dass weder die catarrhalische, noch die croupöse Pneumonie, noch der chronische Bronchialcatarrh und noch viel weniger eine Lungen- oder Bronchialblutung ohne die besondere Constitution, ja ohne schon zu Tage getretene parenchymatöse Pneumonie zur käsigen Pneumonie führe. Immer dreht sich die Frage bei Ermittlung der Ursachen der Phthise nicht um die Ursachen der Verkäsung des Bronchial- und Alveolen-Inhaltes, sondern der Nekrose und Verkäsung der Alveolar- und Bronchial-Wände, des Lungengerüstes und gerade diese Frage wird von den Autoren nicht beantwortet oder übersehen. Man beobachtete die Thatsache, dass es geschehe, ohne anzugeben, warum und unter welchen Bedingungen, und begnügte sich höchstens mit der unmotivirten Annahme, dass eben der Druck des Bronchial- und Alveoleninhaltes die Gewebsnekrose erzeuge.

Ganz anders, als die in den Luftwegen erzeugten Schleimhautprodukte und als Blutextravasate verhalten sich die fremden staubförmig der Luft beigemengten Substanzen welche eingeathmet, ohne die besprochene Constitution vorrauszusetzen, für sich allein und nur durch die fortwährende mechanische Reizung entzündliche Erscheinungen und zwar nicht bloss superficielle, die Bronchialschleimhaut, ja selbst nur ihr Epithel betreffende, sondern auch durch tieferes Eindringen das Parenchym verletzende bewirken, so zu Processen aufstacheln, welche mit Vernarbungen und Verdichtungen, mit Nekrosen und Geschwüren enden. Auch ihrer habe ich schon in meinem zweiten Briefe gedacht. Es ist wohl hervorzuheben, dass ein kräftiger, gesunder Körper selbst eine schwere Staubinhalationskrankheit zn überwinden vermag, jedoch nur dann, wenn die Ursache vollkommen ferne bleibt; im entgegengesetzten Falle wird sich die Krankheit fort und fort in weiteren Radien ausbreiten und schliesslich zu Phthise führen. Um wie viel eher wird ein Körper, in welchem die phthisische Constitution schlummert, auf die fremden Eindringlinge mit einer zellenreichen Entzündung antworten und selbst wenn die äussere Ursache absolut wegfällt, phthisisch zu Grunde gehen.

Ganz besonders trifft man solche Staubbeimengung in gewissen Arbeitslokalen und Fabriken, in Bergwerksgruben etc. In der That geben Fabrikarbeiter das höchste Procentverhältniss der Phthisiker. Eine sorgfältige Zusammenstellung der Staubinhalationskrankheiten bei Arbeitern hat in neuerster Zeit Hirt (die Krankheiten der Arbeiter I.) geliefert und darunter erschreckliche Procente an Phthisis Leidender (bis 80 %) berechnet. Ganz besonders gefährlich stellt sich das Geschäft der Feilenhauer, Goldschmiede, in Broncefabriken, der Steinhaner, in den Fabriken französischer Mühlsteine, in Glasstampfwerken, des Schleifens von Stahl- und Messingwaaren, von Diamanten, Edelsteinen, Glas und Porcellan, der Fertigung von Schmirgelpapier, der Hasenhaarschneider, des Fachens in der Hutmacherei, des Flachshechelns, am Shoddy(Lumpen)-Wolfe, des Rossharzupfens etc.

heraus — doch habe ich Dir ja das Buch Hirt's zum Studium empfohlen. Von ganz besonderer Bedeutung sind in dieser Beziehung die jüngst veröffentlichten Experimente Sommerbrodt's (über die Abhängigkeit phthisischer Lungenerkrankung von primären Kehlkopfaffektionen im Arch. f. exper. Pathologie etc.). Es geht aus ihnen hervor, dass Fremdkörper nicht nur bei unmittelbarem Contakt mit dem Lungenparenchyme entzündliche Phthise erzeugen, dass also staubförmige der Luft beigemengte und eingeathmete Substanzen nicht nur dann parenchymatöse Entzündungen in der Lunge hervorrufen, wenn sie bis in die Alveolen aspirirt waren, dass nicht bloss, wenn etwa der Kehlkopf ursprünglich aus äusseren Ursachen eine tiefere Erkrankung (mit Verdichtung und Geschwürsbildung, oder wie bei den erwähnten Experimenten durch eine in den Larynx oder die Trachea eingebrachte Drahtschlinge) erfahren hatte, erst durch Verschleppung der dort enstandenen Produkte (Geschwürsdetritus) das Alveolarparenchym später theilnehme, sondern dass sich die im Kehlkopf, in der Trachea auf irgend welche Weise gesetzte Entzündung auch als Peribronchitis schrittweise fortpflanze und so endlich das Lungengewebe erreiche.

Habe ich unter den äusseren Ursachen in den permanent höheren Graden von Luft- und Bodenfeuchtigkeit einen Grund zur Erzeugung phthisischer Constitution gefunden, so enthält auch die sogenannte „schlechte Luft" nicht nur Staub, sondern auch Anhäufungen ungesunder Gase, welche ich Dir nicht eigens zu nennen brauche, und damit die Bedingungen zur Entwicklung phthisischer Constitution. Es ist ein unumstösslicher Satz, dass die Schwindsucht im geraden Verhältnisse zur Dichtigkeit der Bevölkerung stehe. Städte und gewisse Stadtviertel sind desshalb besonders gefährdet. Noch bedeutungsvoller sind geschlossene, den Luftwechsel hemmende Räume, niedere, enge Wohnungen, Arbeitsräume, Fabriken (also zusammenwirkend mit dem in ihnen enthaltenen Staube), Kasernen, Gefängnisse, Schulen, und um so mehr, je weniger Kubikfuss Luft auf den einzelnen darin lebenden Menschen treffen. Von den 3‰ der Erdbevölkerung, welche an Phthise sterben, liefern die erwähnten Räume die furchtbare Ziffer von 12—15%.

Es wird Dir begreiflich sein, warum viel mehr Arme als Reiche phthisisch werden, wie der Winter die fragliche Constitution in unseren Klimaten steigert. Rechnet man für die Armen noch die unzureichende, oft verdorbene Nahrung, die mangelhafte Kleidung, geistige und körperliche Anstrengung, Kummer und Sorge, mangelnde Körperbewegung — Momente, welche zum Theile auch, wie Kummer, Anstrengung etc., für Nichtarme von Bedeutung sind — hinzu, so wird man nicht erstaunen, wenn sie das Hauptcontingent der Phthisiker liefern.

Schlechte Luft, Nahrung und Kleidung sind die Momente, welche man schon aus der Aetiologie der Skrophulose kennt und kann man aus der Gleichartigkeit der Ursachen auch auf die Gleichartigkeit des Erfolges schliessen.

Ausser der Skrophulose ist es die Syphilis, sind es vielleicht noch andere unbekannte constitutionelle Erkrankungen (Morbus Addisonii z. B.), welche sich in gleiche Linie mit Skrophulose setzen.

Was schliesslich die Constitution noch besonders kennzeichnet, ist die Vererbung, die wohl in 1/3 der Fälle nachgewiesen werden dürfte.

So viel über die Aetiologie der Phthise.

Ehe ich nun abschliesse, musst Du mir, selbst auf die Gefahr hin, dass mein Brief zu lang wird, noch einige Bemerkungen über Diagnose und die Theilnahme des ganzen Körpers an der Erkrankung erlauben.

Die Diagnose der akuten Formen ist bald aus allgemeinen, bald aus lokalen Gründen schwierig. Die Allgemeinerscheinungen können so bedeutend in den Vordergrund treten, dass sie nur mit Mühe oder gar nicht von anderen Allgemeinkrankheiten abzugrenzen sind. So treffen, wie ich schon früher erwähnte, die Symptome des Typhus durch die gleichzeitige catarrhalische oder die consekutive Desquamativ-Pneumonie manchmal so genau zusammen mit den Symptomen der akuten Miliartuberkulose, dass ihre Diagnose nicht gelingt. So habe ich auch gegen 5 Fälle von Scarlatina sine exanthemate mit Cyanose und so heftiger Brustaffektion beobachtet, dass sie gemäss der physikalischen Zeichen für akute Miliartuberkulose, d. h. zunächst für die sie begleitende Desquamativ-Pneumonie gehalten werden musste, bis die Abschuppung der Haut zu anderer Ansicht bekehrte. Eine nicht zu vergessende Verwechselung kann sich auch mit parenchymatöser Myocarditis ereignen, indem nicht nur die Theilnahme des Gehirnes durch akutes Oedem dem Allgemeinbilde einen typhösen Anstrich geben kann, sondern auch die sich mehr entwickelnde braune Induration der Lungen und die damit zusammenhängende Cyanose etc. kaum eine Unterscheidung von Miliartuberkulose zulässt. Auch die nekrosirende Desquamativ-Pneumonie kann mit den Erscheinungen eines Typhus einhergehen und was die Lungen anlangt, anfangs die perkutorische und auskultatorische Symptomatik der croupösen Pneumonie darbieten und erst der weit über die Gebühr (über 20 Tage) andauernde Verlauf aufmerksam machen, dass man sich geirrt habe. Noch mehr Täuschung kann man erleben, wenn man die purulente Peribronchitis für eine catarrhalische Bronchitis ausgibt.

Die Diagnose der chronischen Formen wird erschwert, wenn die mangelhaft lufthaltigen (fettigen) und die luftleeren (käsigen und cirrhotischen) Parthien nur von kleinem Umfange sind, denn sie entgehen der sorgfältigsten physikalischen Untersuchung; mehr noch gilt diess von der Peribronchitis nodosa, welche unter dem Gewande einer diskreten oder gregalen Tuberkulose erscheint. Erst grössere käsige oder cirrhotische Knoten, erst die weit verbreitete Fettdegeneration, erst Cavernen (meist Bronchialcavernen, die sehr gross werden) lassen sich leichter entdecken und bleibt dann kein Zweifel mehr über den vorliegenden Zustand.

Wenn man nun nichts von Heredität, von Skrophulose in der Kindheit, nichts von wiederholten Brustentzündungen, Bluthusten etc. erfahren kann und nicht erst die langwierige Verlaufsart, die häufigen Recidiven, wenn man nicht das sekundäre Schwinden und Abmagern des ganzen Körpers als Schiedsrichter abwarten will, so bleibt in der That nichts übrig, um die Wahrheit der Sachlage zeitigst zu erfahren, als bei Fällen öfteren Hustens oder Hüstelns die Lungenspitzen nach gewissen Zeitintervallen wiederholt zu untersuchen, da an ihnen die physikalischen Zeichen am frühesten und prägnantesten auftreten. Der sogenannte Spitzencatarrh ist nicht umsonst ein gefürchtetes Symptom; er und die perkutorisch nachweisbare verminderte Höhe der Lungenspitze (Ziemssen), das bei der Exspiration hörbare Geräusch der Subclavia oberhalb der Clavicula (Rühle), sind häufig die ersten Merkmale. Auch stechende Schmerzen, flüchtig oder dauernder, Blut im Auswurfe, selbst wirkliche Haemoptoë gehören unter die frühesten Erscheinungen. Bald folgen dann eine mattere Perkussion, leichte Abflachung, verminderte inspiratorische Excursion an diesen Stellen. Um aber diese Zeichen richtig zu würdigen, um schon in den allerersten Stadien Einsicht, sowohl bei den akuten als bei den chronischen Formen zu gewinnen, ist offenbar eine Vermehrung der Merkmale dringendst zu wünschen.

Unter diese zähle ich die mittelst des Ophthalmoskop's in der Chorioidea nachweisbaren Tuberkel bei akuter Miliartuberkulose. Unter diese zähle ich noch weit mehr die Mikroskopie der Sputa. Ich meine dabei weniger die längst bekannten Sputa späterer Stadien (die Sputa globosa, lanuginosa) mit Molekulärmassen, Schizomyceten und Pilzen, sowie mit elastischen Fasern, die wohl das Vorhandensein nekrosirender Pneumonie und von Cavernen sichern, sondern vielmehr die Beschaffenheit der Sputa, wie ich sie in meinem fünften Briefe über die genuine Desquamativ-Pneumonie, welche ja die Grundlage sowohl der akuten Miliartuberkulose, als der tuberkulösen Pneumonie, ja der phthisischen Lunge überhaupt ist, geschildert habe.

Bisher hat man diese Untersuchung sehr vernachlässigt, ja es gibt Aerzte, welche gar nicht daran denken, dass sie von diagnotischem Werthe sein könnte. Es hängt diess damit zusammen, dass die anatomische Kenntniss des Vorganges in der Lunge sehr gering war und hat man namentlich über den Tuberkeln das Wichtigste, das Lungenparenchym, ganz vergessen. Sieht man ab von der Blutbeimengung, welche bei croupöser Pneumonie, bei Myocarditis, bei akuten Exanthemen, bei Typhus und anderen Dissolutionskrankheiten gerade so gut vorkommen kann, sieht man ab von den Produkten der auch bei Desquamativ-Pneumonie vorkommenden sekundären catarrhalischen Bronchitis, dem puriformen Schleime, so sind es 1) Lungenepithelien, seltener Flimmenzellen, in Fettdegeneration (Körnerzellen), hie und da mit schwarzem Pigment versehen; 2) Lungenepithelien von verdickter Wand, glänzender Beschaffenheit mit proliferirenden Kernen; 3) Lungenepithelien in myeliner Degeneration, welche die Desquamativ-Pneumonie erkennen lassen. Durch die Mikroskopie der Sputa ist man im Stande, nicht nur die akute Miliartuberkulose, sondern auch die genuine reine und käsige Pneumonie schon in den ersten Tagen zu ermitteln, man ist im Stande, die kleinsten Herde, welche der Auskulation und Perkussion noch entgehen, den Spitzencatarrh als den Ausspruch von Desquamativ-Pneumonie statt einer gewöhnlichen catarrhalischen Bronchiolitis zu erkennen und zwar zu Zeiten, wo Cavernen noch nicht gebildet sind.

Nur für die Peribronchitis purulenta ist durch das Mikroskop kein positives Merkmal gegeben: es sind nur die Zersetzungszeichen, die Molekularmassen der eitrigen Sputa meist unter Absenz von Lungenepithelien, die frühzeitig auffindbaren elastischen Fasern der Bronchien neben den physikalischen Merkmalen des Bronchialcatarrhs etwa maassgebend. Doch hier geben die Fiebererscheinungen, häufig mit Schüttelfrösten versehen, eine gewisse Sicherheit in der Diagnose.

Für die chronischen Formen ist der Reichthum an Myelin, den die Sputa enthalten, bestimmend und macht nur auch hier die Peribronchitis nodosa, wenn sie allein zugegen sein sollte, eine Ausnahme; sie entgeht häufig der Diagnose vollständig. —

Die übrigen diagnostischen Kennzeichen bei Phthisis sind bekannt. —

Bei der Vorstellung, welche wir über das constitutionelle Leiden der Phthisis gewonnen haben, nach welcher es seinen Sitz im Lymphgefässsystem hat, kann es nicht Wunder nehmen, wenn es seinen Ausdruck nicht bloss in den Lungen, sondern auch in anderen Organen findet.

Ganz besonders spricht sich die Krankheit mit tuberkulöser Entzündung im Darmkanale aus (82 % Phthisiker leiden an Diarrhöen) und hängt damit vielleicht auch die Spannung der Glisson'schen Kapsel und zu einem Theile die gelbfahle Hautfarbe zusammen. Bald ist das Colon allein, bald mehr das Ileum, bald der ganze tractus intestinalis bis in den Magen, ja selbst bis in die Mundschleimhaut ergriffen. Auch Larynx und Trachea sind häufig ergriffen (15,5 % sind mit Heiserkeit oder Stimmlosigkeit behaftet).

Am meisten leidet offenbar das Blut Schaden. Blutverarmung kennzeichnet die chronische Schwindsucht. Durch die Verkleinerung der respirirenden Oberfläche, der Capillarbahn der Lungen werden zunächst weniger Blutkörper oxydirt und wird dadurch das arterielle Blut vermindert. Schon aus diesem einfachen Umstande erhellt, dass — da ja das arterielle Blut nicht nur zur Erhaltung des Körpers, zur Vollführung des Gesammtstoffwechsels unbedingt nöthig ist, sondern auch als Anreiz für die Thätigkeit der blutbildenden Organe dient, — nicht nur das arterielle, sondern die allgemeine Blutmasse vermindert und der Körper entsprechend abgezehrt wird, selbst wenn die Nahrungszufuhr und deren Verarbeitung im Magen und Darm vollkommen gehörig, ja übermässig sein sollte.

Subjektive und selbst objektive Abnahme der Körperwärme, besonders in den peripheren Theilen, erhöhte Reizbarkeit, ja oft unglaubliche Empfindlichkeit und Feinfühligkeit des Nervensystemes, charakterisiren und begleiten das fortschreitende Leiden.

Die Ursache der Anämie und Abmagerung ist also eine ganz andere, als in anderen Leiden. Während es hier, abgesehen von dem Erkrankstein des Lymphgefässsystemes, die Beeinträchtigung der Respiration ist, geht sie z. B. bei Magenstenose aus gehemmter Nahrungszufuhr, bei Leberkrebs aus Verminderung des zur Blutbildung nöthigen Quantums Lebergewebe hervor. Erst wenn auf Grund des constitutionellen Leidens auch Magen- und Darmcatarrh mit oder ohne Geschwüre oder andere Degenerationen erzeugt sind, trifft die Lungenphthise mit anderen Inanitionsursachen zusammen, da Nahrungsmittel genossen werden, ohne dem Organismus genützt zu haben. Lungenblutungen werden die Blutverminderung rasch erhöhen.

Ausser der Anämie wirkt noch ein anderes Moment schwer auf die Gesammternährung ein. Wird nämlich der Körper gewissermassen in voller Blutfülle von Desquamativ-Pneumonie überrascht, so wird, ehe sich eine merkliche Blutabnahme geltend macht, nothwendig eine mangelhafte Entkohlung des Blutes Cyanose, zu beobachten sein.

Aus Anämie und Cyanose entspringt dann allgemeine Fettdegeneration — bei 54 % Phthisiker, und zwar akute und chronische Fälle zusammengenommen — in Leber und Nieren (mit Albuminurie), im Herzen (mit Thrombosen da und dort) und in der äusseren Muskulatur deutlich nachweisbar.

In letzterer gewährt sie ein merkwürdiges Interesse dann, wenn sie als akute Myositis parenchymatosa mit schmerzhafter Schwellung (sogenannten Rheumatismen) über das eine oder andere Glied, selbst über den ganzen Körper wandert. Ihr Auftreten verbindet sich gewöhnlich mit heftigem Fieber. Sie nimmt um so mehr ein besonderes Interesse in Anspruch, als sie nicht immer bei schon bestehender Phthise, sondern manchmal in bisher ganz gesunden Leuten die erste Erscheinung einer anfangs kaum glaublichen, weil noch nicht nachweisbaren Lungenphthise darstellt. Histologisch macht sie die bekannten Veränderungen (der Fettdegeneration, der hyalinen oder wachsartigen Degeneration) bis zur Muskelatrophie durch und kömmt selbst an isolirten Stellen Schwielebildung, ja sogar Muskelhypertrophie als Ausgang vor.

Der oft massenhafte Auswurf, die colossale Schweissbildung, nicht minder die Diarrhöen, welche bei Phthisikern nicht wenig zur Abmagerung und Erschöpfung beitragen, sind in ähnlichen Vorgängen begründet, nämlich in Degenerationen der Schleimdrüsen des Halses und der Luftwege, in denen des Darmrohres, in den Hautdrüsen. Im Darme fand ich die Eettdegeneration nicht nur in den Drüsen, sondern auch in den Zotten, stellenweis eine solche Brüchigkeit erzeugend, dass sie ulcusähnlich abgeweidet waren. Bis jetzt sind diese Erweichungsgeschwüre nicht bekannt und vermuthe ich, dass einwachsende Pilzbildungen mit im Spiele sind.

Besondere Beachtung haben von jeher die kolbigen Endphalangen der Finger dargeboten, welche man der Circulationsbehinderung, namentlich in peripheren Theilen, zugeschrieben hat. Es ist mir wahrscheinlich, dass sie mit Sclerodermie verwandt sind, welche ebenfalls meist an den Fingerspitzen, seltener an den Zehen, beginnt und von da weiter schreitet. Sie endigt fast immer mit Phthise. Beide, Sclerodermie und kolbige Finger sind Analoga der Lungencirrhose und beruhen auf Hypertrophie des Bindegewebes. Ich habe schon ein Paar Male bei beginnender Sclerodermie die erst nach 2 — 3 Jahren auftretenden Anfänge der Lungenphthise vorhersagen können.

Bezüglich der Speckdegeneration habe ich mich schon in früheren Briefen geäussert und will ich nur noch bemerken, dass sie bei Phthise nicht nnr in den Lungen, sondern auch in Leber, Milz, Nieren, Darm, Kehlkopf, ja in den meisten Organen erscheinen kann, mit Hydrämie im Gefolge.

Bei Lungencirrhose und unbedeutender Blutverarmung ist noch die rechtseitige Hypertrophie des Herzens, schliesslich mit Fettdegeneration, bei hochgradiger Anämie die Atrophie des Herzens hervorzuheben. Ihr (der ersteren) gehören Palpitationen und Asthma, Cyanose, Muskatnussleber, Stauungsnieren, Hyperämie der Magen- und Darmschleimhaut, Pachymeningitis chronica mit Osteophytbildung, Hirnschwund mit Hydrops ex vacuo, allgemeiner Hydrops zu, wie sie nicht so selten gesehen werden.

Du weisst, dass die Phthisiker frequent und oberflächlich athmen und durch unbedeutende Körperbewegung schon dyspnoisch werden. Du kennst jetzt eine ganze Reihe von Ursachen davon: die Anämie, die Cyanose, die Fettdegeneration des Herzmuskels, das Fieber, die grosse Reizbarkeit, oft ohne Pleuritis, schon ohne grosse Ausdehnung der Zerstörung.

Doch ich brauche Dir nicht die vollständige Symptomatik der Phthise vorzuführen. Namentlich ist es kaum nöthig, des Fiebers zu erwähnen, das oft in einer Höhe erscheint, dass es dem typhösen an die Seite gestellt werden könnte. Seine Dauer (hektisches Fieber) hängt nicht sowohl von Recidiven und Nachschüben, von der Consumtion, sondern gewiss auch von der Aufnahme von Zersetzungsmassen ins Blut ab. Die Intermittensartigen Schüttelfröste gehören der tuberkulösen Infektion oder der Peribronchitis purulenta an, welche letztere die meiste Gelegenheit zur putriden Infektion bietet.

Nimmst Du die gesammte Symptomatik der Lungenphthise noch einmal durch, so wirst Du finden, dass ich mich unmöglich mit den klinischen Bildern, welche Niemeyer statuirte, befreunden kann, denn sie beruhen sämmtlich auf falschen Voraussetzungen.

Sein erstes setzt voraus, dass eine croupöse Pneumonie, bei welcher das Fieber über die zweite Woche andauert, in käsige Pneumonie umschlage. Ich habe zu erweisen gesucht, dass diess niemals der Fall sei und dass man in einem solchen Falle von Anfang an eine Desquamativ-Pneumonie vor sich hatte und sie auch in den ersten Tagen schon durch das Mikroskop hätte diagnosticiren können.

Sein zweites setzt voraus, dass eine Lungenblutung das Primäre und die käsige Pneumonie die Folge sei. Ich habe zu zeigen mich bemüht, dass eine Lungenblutung käsige Pneumonie nicht erzeugen könne und dass, wenn nach einer Lungenblutung

Phthise beobachtet werde, die Anfänge der letzteren schon vor das Ereigniss der ersten Blutung zurückverlegt werden müssen.

Sein drittes Bild setzt akuten Bronchialcatarrh voraus. Ich habe zur Genüge besprochen, dass aus Catarrh keine Phthise entstehen könne und dass man hier entweder Desquamativ-Pneumonie oder Peribronchitis, zwei schwer und tief eingreifende Processe mit Catarrh verwechselt habe.

Sein viertes endlich soll eine chronisch-catarrhalische Pneumonie sein. Allein ein solcher Zustand existirt nicht; was Niemeyer so nennt, entspricht am meisten der Lungencirrhose und der käsigen Lobularpneumonie (aus Peribronchitis purulenta).[1])

Soll ich nun auch Deinem letzten Wunsche entgegenkommen und im Allgemeinsten nur über Therapie sprechen? Sie passt eigentlich gar nicht in meine Briefe und will ich desshalb nur wenige Worte darüber folgen lassen.

Aufgabe ist, einestheils die Disposition, die tuberkulöse Constitution, andrentheils die schon eingetretene Erkrankung zu bessern oder zu tilgen und neue Ursachen zu verhüten.

---

[1]) Ich möchte vorschlagen, vorläufig zu folgendem Schema, in welchem natürlich nur die phthisischen Processe aufgenommen, catharrhalische und croupöse Pneumonie etc. aber weggelassen sind, die klinischen Bilder zu suchen:

I. Akutere Fälle:

1) Infektiöse Phthise (akute Miliartuberkulose);
2) entzündliche Phthise und zwar:
   a. **Lobäre** Fälle (reine desquamative und nekrosirende Pneumonie), akute Lungencavernen.
   b. **Lobuläre** Fälle (purulente Peribronchitis).

II. Chronische Fälle:

Entzündliche Phthise und zwar:
   a. **Lobäre** Verkäsung,
   Verfettung und
   Cirrhose; Bronchialcavernen.
   b. **Lobular**-Verkäsungen und
   Peribronchitis nodosa.

III. Phthisis combinata.

Wenn Rühle klagt, es hätten die Bemühungen der pathologischen Anatomen in dieser Richtung zu Nichts geführt, denn es sei nicht tröstlicher, gegenwärtig an chronischer Pneumonie anstatt an Tuberkulose, an amyloider Degeneration mit Wassersucht anstatt an Schwindsucht zu sterben, so hat er Recht. Allein der Vorwurf trifft nicht die pathologischen Anatomen, welche in ihrer Sparte sich bemühten, das Ihrige zu leisten, sondern der Stein wird eigentlich auf die Kliniker und Therapeuten geschleudert, welche trotz der geläuterten Kenntnisse über die Natur des Leidens keine grössere Zahl von Kranken vor dem unvermeidlichen Tode zu retten vermögen. Ich als pathologischer Anatom denke nicht so unbillig über die Therapeuten und bewundere z. B. das Meisterstück Buchanan's, der eine der Ursachen der Phthise, die Constitution, zu bekämpfen suchte, ja besiegt hat. Noch einige solche Ergebnisse und die Therapeuten könnten sich Glück wünschen.

Behufs einer Besserung von eingetretenen akuten Erkrankungen — und zwar meine ich damit nicht die unzugängigen infektiösen, sondern nur die entzündlichen — also von akuter käsiger Pneumonie, von purulenter Peribronchitis, ist nicht bloss nothwendig, sie in ihrer Extension zu hemmen, sondern auch sie in niedrigere Grade und in ihre chronischen Zustände überzuführen. Diess gelingt am seltensten bei jugendlichen Kranken, welche ganz besonders durch akut entzündliche (floride) und infektiöse Phthise dahingerafft werden. Waren die Affektionen von geringer Extension, so hofft man darauf, dass das jugendliche Alter eher constitutionellen Wandlungen zugängig sei, als das Mannesalter. Die meisten Opfer fordert die Phthise daher im 30—50. Lebensjahre; Du weisst aber, dass sie schon bei halbjährigen Kindern und noch bei 80jährigen Greisen beobachtet werden kann. Chronicität zu erreichen gelingt ferner leichter beim Weibe, als beim Manne, der den Kampf ums Dasein durchzukämpfen hat (3 : 2), leichter bei Reichen als Armen, leichter bei Bewohnern eines guten Klima's etc. Ist endlich Chronicität in glücklicher Aussicht, ist die Extension beschränkt, ist der niedrigste Grad, die genuiue reine Desquamativ-Pneumonie erreicht, so ist nicht nur die Anwesenheit von Cavernen und die kriechende Ausbreitung des Leidens, sondern mit Recht auch die tuberkulöse Infektion zu fürchten (Niemeyer). Bleibt die Infektion aus, so hängt Alles von der Möglichkeit ab, die Constitution zu bessern und die direkten und gelegenheitlichen Ursachen abzuhalten. Diess sind im Allgemeinen die Principien der Therapie.

Die akuten Erkrankungen werden symptomatisch behandelt werden müssen, wie es bei allen Fiebern mehr oder weniger der Fall ist.

Für beginnende oder schon im Zuge begriffene Chronicität aber ist, so möchte ich beinahe sagen, gute Luft das Hauptheilmittel, d. h. viel Luft und zwar freie, gehörig wechselnde, staublose, mehr trockene Luft, geringe Temperaturdifferenzen derselben, was namentlich bei mittlerem Feuchtigkeitsgrade nothwendig ist, Aufenthalt in windgeschützter Lage auf gut drainirendem Boden in luftigen Räumen und zwar südlich der Alpen, während des Sommers in einer Höhe von 2500—3000', im Frühjahre und Herbste von 1500—2000' über dem Meere, im Winter aber am Meere oder in einer Höhe von nur 500—1000' über demselben.

Nebenbei sind gute, leichtverdauliche Nahrung, und nicht bloss Fleisch, sondern auch und nach Umständen sogar nur Milch und Eier, und die nicht zu unterschätzenden stickstofffreien Nahrungsmittel, die Amylacea, Zucker, Butter und andere Fette, unter welchen ich statt des widerlichen Leberthranes gerne feinstes Olivenöl wähle und wenn es heftiger Husten, das Fieber etc. nicht verbieten, etwas malzreiches Bier oder leichtgewärmten Rothwein zum Getränke anzuempfehlen. Schützende Kleidung, sorglose Gemüthsstimmung, geringe Pflichtlasten, Aufgeben gefährlicher Geschäfte, angemessene, d. h. niemals echauffirende Körperbewegung, bei Windstille und warmem Wetter Sitzen im Freien etc. sind nicht ausser Acht zu lassen.

Jedes dieser Dinge sorgfältig bei der Wahl der Aufenthaltsorte erwogen, und bis ins kleinste Detail durchgeführt, wird von freudigem Lohne begleitet sein.

Daneben bleibt der einsichtsvollen ärztlichen Thätigkeit noch ein weites Feld übrig. Den Gebrauch von Medikamenten gibt der Augenblick. Ich möchte Dich nur besonders auf äussere Hautreize (trockene und auch feuchtkalte, jedoch sehr kurz — $^1/_2$ — 1 Minute — dauernde, oder spirituöse Friktionen der Brust), auf intensivere Wärmemittel (Oellappen oder Lauwasserlappen mit Gutta-Percha überdeckt, oder Gutta-Percha allein), auf Chinin, Jodkali, Tinct. Fowleri, selten Eisen und noch selteneren Gebrauch des Morphium aufmerksam machen.

Somit leb' wohl! Möchten die Briefe Dir und allen meinen Freunden und Schülern ein Andenken an die Stunden gemeinsamen Studiums und eine geistige Fessel gegenseitiger Zuneigung werden!

Printed and bound by CPI Group (UK) Ltd, Croydon, CR0 4YY

12/07/2026

14919273-0004